# 保留那個快樂的自己

朱芯儀

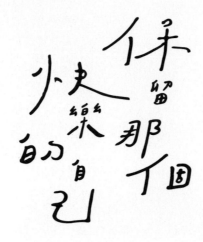

## 暖心推薦

一直想跟朱芯儀說沒有頭髮的她真的很好看，但她似乎不喜歡，看到書中短髮的她並無笑容，其中一段也描述走在路上風吹過來帽子飛了趕緊壓著假髮的尷尬景象，才發現醫師想的跟病人的感受或許是不一樣的。

在門診跟她解釋經過六次的化療和標靶治療，影像看來腫瘤幾乎已全消失，應該可以嘗試保留乳房，但芯儀擔心復發，還是決定切除乳房。

手術後病理檢驗只剩下零期乳癌，特別恭喜她復發的機率很低，可以放輕鬆正常過日子，但她似乎還無法揮別乳癌的陰影。乳癌多數病友可以長期存活或者治癒，但許多病友在所有治療結束後仍是忐忑不安，三十七歲的芯儀想必也是，畢竟她還有家，不想有一絲風險。

其實我們活著，除了上帝，又有誰能保我們平安無虞呢？我常告訴病友，罹癌好像是神在提醒你該想想未來的日子要如何過，或許多愛自己一些？這本書並非在談論乳癌醫療知識，芯儀剖析自己面對乳癌的心情起伏並跟我們分享，這也提醒病友身邊的家人、朋友和醫護人員去傾聽、去了解、去協助，也讓所有的乳癌病友知道她們並不孤單。

謝謝芯儀的分享，祝福她能保留那個快樂的自己，自在的過每一天。

——台大醫學院外科教授
台大醫院外科部主任
乳房醫學中心主任
**黃俊升　醫師**

樂觀、勇敢、堅強，一直是我們的口號！
但現在真真實實地落在了芯儀的身上！
她讓我看到了一股堅毅不屈的力量~
好美！
人生經歷過這波的磨難，還能樂觀面對並化為文字站出來鼓勵著大家……
這樣的精神，真心推崇與佩服。好樣的~妳是我最棒的弟妹！

——賈靜雯

快樂是一種與生俱來的能力，但隨著年紀增長總是忘了怎麼快樂。
芯儀用自己的故事讓我們誠實地面對自己怎麼去找到那快樂的能力，快樂的方式很多也很不一樣，唯有自己才能看到，記得要保留那與生俱來的快樂。

——修杰楷

〔推薦序〕

# 多重角色集一身 勇敢抗癌迎健康

——台大醫院外科部名譽教授
財團法人乳癌防治基金會董事長
台灣乳房醫學會創會理事長
張金堅 醫師

年輕型乳癌一直是各界關心的議題，因為正值青春年華之際，得了乳癌，面對手術、化療、標靶治療及放射線治療等，加上治療後的夫妻、親子關係及重回職場甚至生育等諸多問題，與年長乳癌面對的問題截然不同。

本書作者朱芯儀小姐正是典型例子，她是三個寶寶的媽媽，未滿四十歲且是藝界名人，加上得到的乳癌又是較為棘手的 Her-2 陽性，及多發性的乳癌，治療方式較為特殊，她在書中非常真實地陳述，罹癌前的生活態度與方式，把幸福與家庭擺第一，把她的健康與事業擺第二，但被告知乳癌確診後，她自認是「理智」與「情感」兼具的女性，心中卻不免茫然、不安與恐懼。

理智告訴她不能遲疑，她很認真地配合醫療團隊，治療期間她老公的支持與關懷從不間斷，她勇敢地接受術前化療及標靶治療，書中她還提到化療期間的折騰與不適，更讓她傷心的是化療引起掉髮、水腫、皮疹、腸胃不適、變得不美等，但她還是忍著、撐著，緊接著就是令人心驚膽跳的乳房全切及身體皮瓣重建，長達十八小時的奮戰，也在驚心動魄的過程捱過去了，再接著又是多次的標靶治療，生活陷入低潮，常有焦慮及憂鬱等情緒困擾，因老公性子較急，磨合起了變化，她懂得說「不」，懂得在「忍耐」與「不忍」之間取得平衡，更懂得把健康擺第一。

至於人生觀的改變也算是朱小姐生病後的一大體悟，她想回到兒時的她，就是豁達、揮別糾結，但要多一點溫柔。

這是她在書中特別要叮嚀得乳癌或沒得乳癌的女性朋友們，更讓人感動的是，書中一再提及丈夫、三位寶寶及家人，在療程中的關心與照顧，促使她的人生進階成更好的版本。

朱小姐在本書中對病情毫不隱諱，反而分享罹癌的經驗，展現出她爽朗、直白、樂觀的本性。看了本書，不會陷入疾病的愁雲，反而綻放希望的光芒，是一本值得推薦，而且很有溫度，激勵乳癌姐妹們，懂得和自己身體對話，找到內心平衡的能量書。

# 一起往更好的道路前進

——賈子宸（衛斯理）

真的從來沒想過，我的人生中會面臨「三次」身邊的親人罹癌。

第一次是在我十七歲時，我的父親因為誤信偏方，延誤了正規治療，在短短半年的時間就離開了我們，第二次是在我二十六歲時，母親確診癌症，但因母親的正向勇敢，並且積極地接受正規治療，很幸運地抗癌成功。

真的沒想到還有第三次……就是我的老婆——朱芯儀。

記得當時在診間聽醫師說著芯儀的病理報告，我就像是被雷打到般的斷訊，一個字都說不出來，腦袋一片空白，彷彿像世界停止了運轉一般，腦海中第一時間浮現出的是一堆的恐慌——「三個小孩怎麼辦？」「後面的工作怎麼辦？」「未來到底怎麼辦？」

這時突然聽到很平靜且理性的聲音，芯儀開始用格外冷靜的語氣，開始詢問醫師很多專業上的問題。在聽報告之前，原來芯儀早已做好了萬全準備，把萬一確診乳癌後的所有疑慮早已準備好，當下邊聽醫師的解說邊做筆記，這一切的舉動，似乎是在她心中早已預料到的結果。

從確診之後，就有很多的親友們好心地提醒著我，不能在芯儀面前哭，不要讓孩子知道免得影響他們的心情等等，但後來我跟芯儀討論後，我們選擇正向地告訴孩子們，媽媽生病了，往後的日子你們要當爸爸媽媽的好隊友，要學會更加地獨立勇敢，一起幫助媽媽打擊病魔！孩子們雖然還小但似乎也明白了這一切，開始說要自己洗澡，寫完功課後自己把書包整理好，睡前全家一起替媽媽禱告的時光，我們就像是一群有了共同目標的團隊，互相扶持鼓勵著彼此的一家人。

抗癌的確是一條艱辛且漫長的路，我和芯儀說好，無論喜怒哀樂，都要坦誠地告訴對方，不再壓抑自己內心的情緒，我也選擇想哭的時候跟芯儀一起哭，芯儀害怕的時候，我用幽默的方式面對讓她放鬆，陪著她，扛起一切的責任，就如同我在創業最艱辛的那幾年，老婆也成為我最堅強的後盾，照顧好孩子們，讓我專心打拚，無後顧之憂地去闖！也因為這次芯儀的生病，把好多我們結婚十幾年沒對彼此說過的話和感受，把心打開來跟對方分享，讓我們的心更能了解對方，體諒對方。

無論對生病者跟陪病者都是件非常不容易的事，很幸運地我跟老婆當時很快就有了共識，彼此幫對方加油打氣，這是一種互補的力量，畢竟我們全家人的共同目標很明確，就是要一起把討人厭的癌細胞擊潰，過程中無論喜怒還是哀樂，我們都說好要陪伴彼此，讓我們一家人用愛和幽默的人生觀去戰勝這場硬仗。

很開心我們做到了，真的替芯儀感到無比開心！她說希望把這份幸運的過程用文字的方式，幫助更多在這條路上無助的病友和家屬們，這些都會轉化成芯儀最快樂的能量，願把這些快樂的正能量，送給所有正在這條道路上為生命拚搏的勇士和家屬們。加油，我們始終相信快樂可以戰勝一切的。

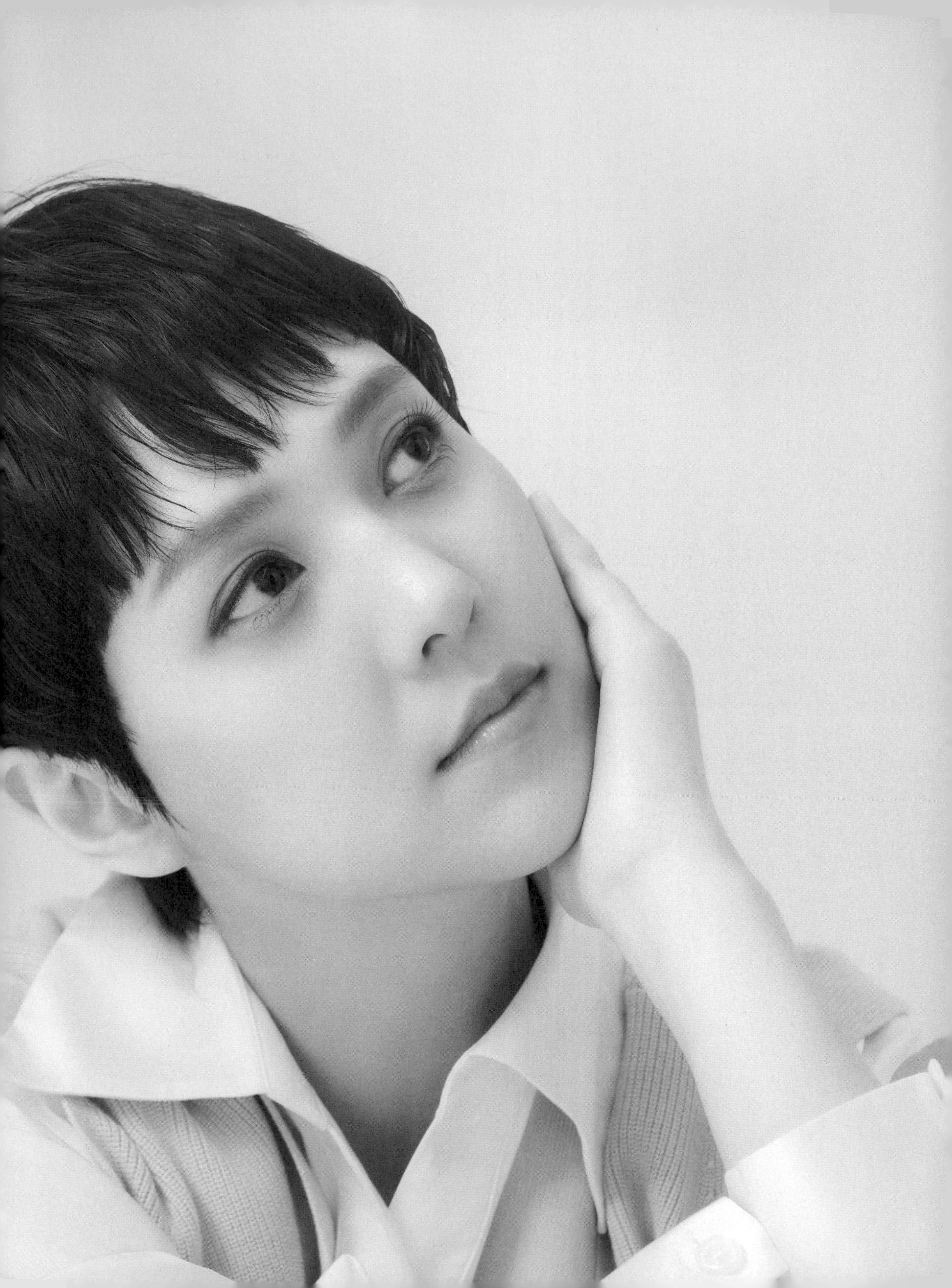

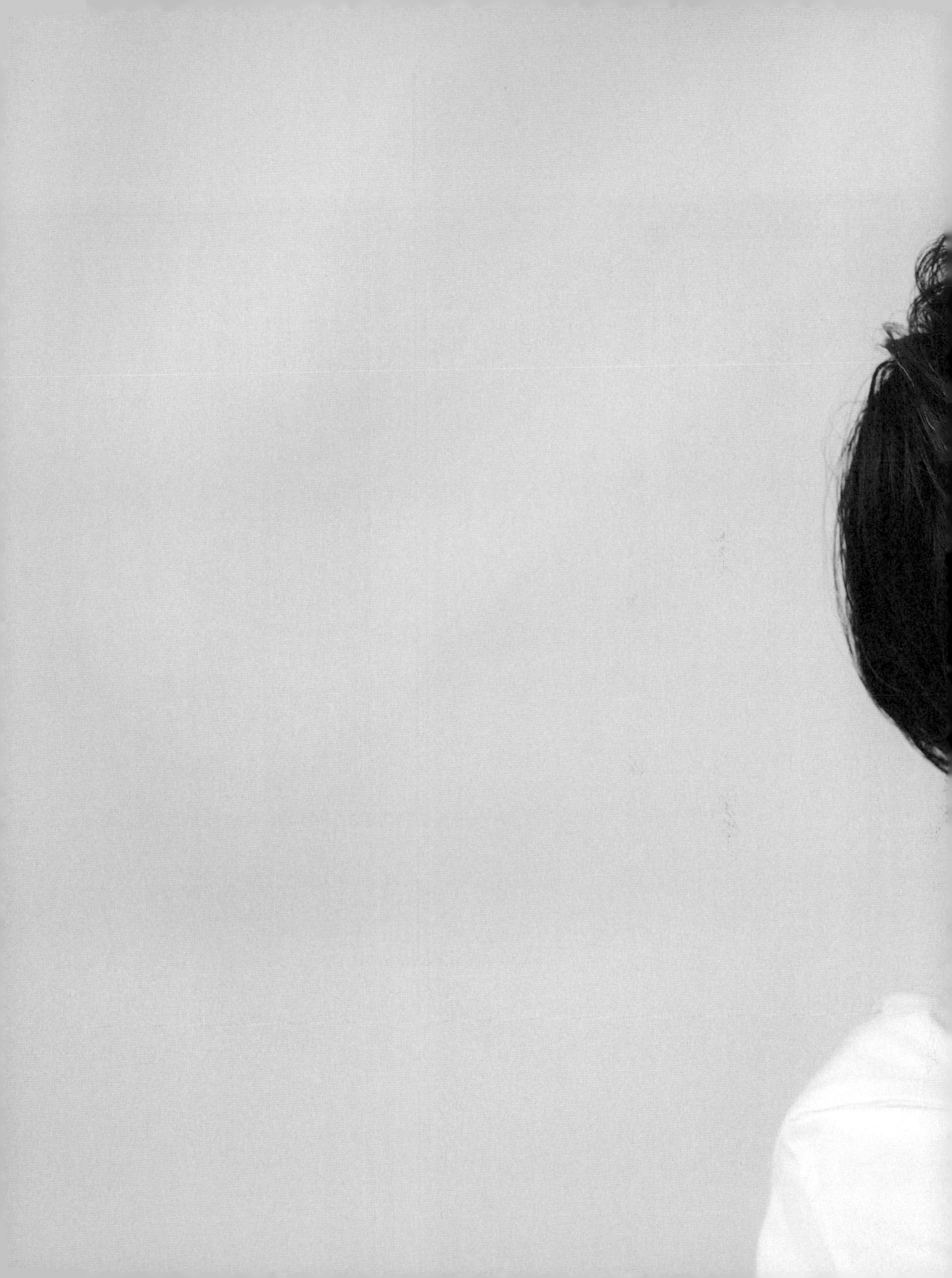

## 我把健康擺在幸福之後

你們覺得媽媽的一天是怎麼樣的？相信許多人都有這個童年記憶——每天起床上學時，第一眼就是看到媽媽，準備早餐，催促出門。然後放學，媽媽在家準備晚餐。而每天早上，相信大家也有這個兒時記憶。父母催促的上學聲，因為不想去或不想吃，被叨念的聲音。兄弟姊妹趕著要上學，吵吵鬧鬧地衝去學校。

我家也是這樣。

每天早上七點，我要先起床，替大兒子準備早餐，有時我先生衛斯理已經起床在工作、看電視，有時會睡晚一點，等要準備送小孩上學時，我再叫他起床。

然後，你們開始上課的一天，母親留下來收拾殘局。

這是我一天的開始，相信很多母親也跟我一樣。

有些時候，甚至是很多時候，都會忍不住喊著「快一點～」、「起床了～」、「你要不要吃啊～」、「要遲到了～」

那些在少女時期，想著可以優雅起床、看著朝陽喝著咖啡，心情愉悅開始一天的享受，對於出社會沒多久就結婚的我，似乎沒有發生過。那些屬於「我」的時間，被停留在哪，這段日子以來，我也常自問——那個「我」去哪了？哪個是「真的我」呢？

生病給我的衝擊，除了「怎麼會是我」，我不是高危險群啊，為什麼會？另外一個就是讓我開始檢視自己的人生。

我一直覺得自己是在正確的道路上前進著。

嚮往家庭生活的我，二十五歲就結了婚，生了三個小孩，十一年的婚姻生活、媽媽角色。雖不敢說是最棒的，但家人對我而言，肯定是第一位。我的二十四小時，都是屬於他們的。我的勇氣、堅毅、正義感，也永遠是給他們的。

平日不愛社交的我，會為了孩子的成長，擔任家長會副會長、當學校志工、號召募款，如果某天經過某間小學，看到有個像我的人在義賣，沒錯，那就是我。

陪伴他們上課，跟小孩大人打成一片，我希望自己在當個母親跟妻子時，能夠像我的外婆一樣，好好照顧全家人。

只是……當我這樣做時，似乎忘記自己了，而這件事，在過去十年，我卻完全沒自覺過。

我的一天，只有幾個時間點是自己的，並且很零碎，扣除經營社群、工作、還有處理學校家長會事務之外，我的每日行程如下：

早上七點起床準備孩子上學，把他們都送出門的早上九點後，開始洗衣服做家務，先喝包滴雞精墊肚子（如果我記得的話），抓個時間睡一個半小時的覺補眠；中午去採買家用品時，隨手買個排骨便當，或者隨便準備一點吃的；有時需要出門工作，那天自然沒時間補眠休息，就是七點一路開外掛到睡前。

傍晚去採買晚餐的食材，晚上八九點鐘跟孩子說故事哄孩子睡覺，陪到睡著後，當另一半約十一點到一點左右要休息時，再回房間一起休息。

這樣看起來應該不錯吧，但還沒完，孩子半夜起床找不到我會開門找我，我跟著陪睡，他們睡著了我再回房間，三個孩子，一整晚可能要來來回回走好幾趟。

三次生產後身體起了變化，半夜總會頻尿想去廁所。朋友提供不少改善的建議，但我晚上常會感到腸胃不適、有胃酸，所以，那些說可以在晚餐後吃些什麼幫助改善夜間頻尿的方法，對我來說並不適合。

於是我就在每兩小時，或每一小時起床一次的間隔中，十分淺眠，睡睡醒醒地過了十年。孩子先生在熟睡時，我常常是半夢半醒，之前好奇記錄睡眠，全部都提醒「深層睡眠不足」。

有些人不明白，還常常半開玩笑說「妳怎麼一直在睡」、「下午有睡午覺怎麼還睡不飽啊」？

不過，關於我是真的總是睡不飽這件事，直到我生病後，他們才發現。但這也不怪他們。因為，對我來說，這些都是小事，向來不想抱怨，也不想解釋。

我總覺得，能夠陪著每個人安眠，早上把大家好好送去上班上學，幫他們準備晚餐，是我的幸福。

我把健康擺在幸福之後，把幸福跟家人放到最大，母親的強大補充滿滿的腎上腺素讓我衝刺著。

我的 me time 夾雜在偶爾吃個甜點、採買一些工作可搭配的首飾犒賞自己。其他的時間，都是用盡全力，維護著重要的幸福、我珍惜的家人。

但我卻忘記珍惜自己，還始終以為有照顧好我自己。畢竟我每年的體檢報告，總是顯示很健康，我也很少生病，甚至很久沒生病了。

我覺得有把事情都照顧好比較重要，不要因為一時情緒起爭執，不要只記得不好的事情，要看向好的，這樣對大家都好。

也因為這樣，為了健康，還發憤去勤奮運動，重訓、有氧，覺得自己把時間安排得宜，忙碌中抽空運動，讓自己身材漸漸恢復原先我喜愛的樣子……直到某天，我洗完澡裸體在鏡子前面檢視自己的練習成果時。

發現突然有些不同。

我的左右乳房長得不太一樣，隱約感受到哪裡不對勁……

那時，忽然覺得，事情可能跟我想的不同。

當然，我希望不要。

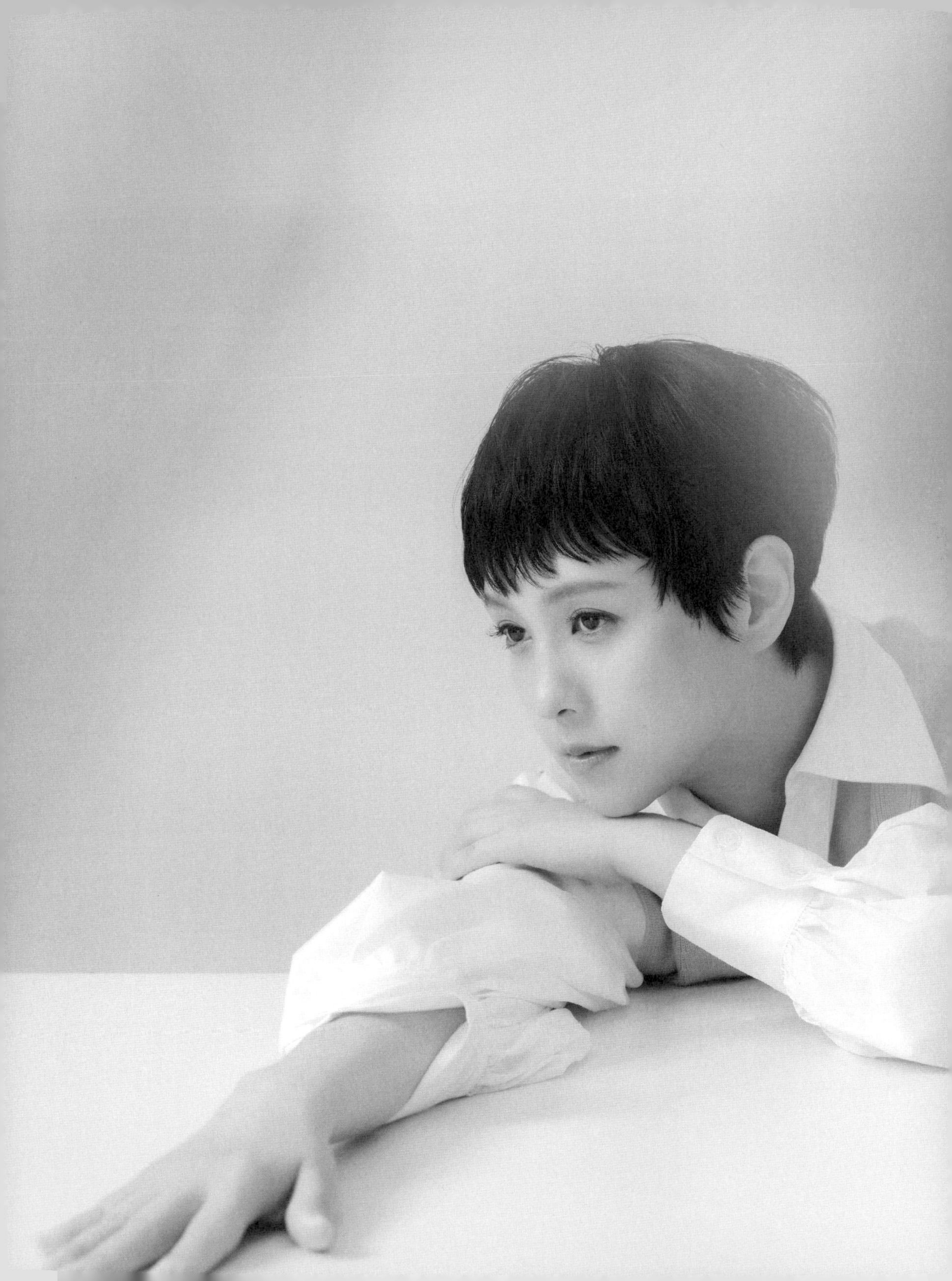

## 妳有多久沒有好好睡一覺？

我真的覺得自己當時很健康，完全沒有發現哪裡不對勁，即使穿著運動內衣運動時，右邊乳頭會很癢，我都以為只是運動摩擦的關係；完全沒想到，如果是摩擦或者運動衣導致的過敏，應該會兩邊都癢才是。

我很睏。對，但我哪天不睏？早就久睏成自然。

我愛吃甜食，肚子餓常常就麵包果腹，或簡單三明治、油炸的便當等等。不過，大家不都這樣長大的嗎？

我會記得幫孩子在考試時準備補充精氣神的食物，早餐給他一把藍莓、鮪魚三明治加上新鮮果汁，讓他們提升專注力，不要吃甜食三天等等，卻無意間忽略了自己的身體。

直到一切發生後，才想起我都是ㄍㄧㄥ著。

記得要去運動，卻未曾好好睡飽。

每天幫大家準備營養品，自己卻一整天連水都沒喝幾口。

剛檢查出得乳癌時，醫師建議我吃一些保健品，當他一個個說出時，我下意識接著「這些我家裡都有啊」，醫師問我為什麼沒吃。

我說，那都是我幫先生準備的。

對，是我擔心創業操勞的衛斯理，幫他準備好的。但我怕太貴，一直捨不得吃，只想留給他，平常只是偶爾記得才吃維他命C。

在意孩子的睡眠，每天晚上九點叮嚀他們睡覺，卻從來沒叮嚀自己好好睡飽，水要喝充足。如果不是全家一起吃晚餐，常常就忘了注意營養。

每天計算著家用怎樣才好，漸漸把漂亮衣服都收起來，也沒興趣買。穿著舒適輕便的服裝，除了工作，就是素顏，方便就好。先生問我：「那些漂亮衣服去哪了？有喜歡的東西就買下來啊，好好犒賞自己沒問題的。」我只想著，在家人面前，這些不需要，太浪費；畢竟要養三個孩子，就省點吧！

但原來，不是只有我這樣。檢測出乳癌之後，一直想找到答案的我，搜尋了很多資料，才發現，數據證明，罹患乳癌的女性，多數在生活上承受很多情緒跟精神壓力，她們壓抑著，甚至是把情緒藏在很後面，想要維持理性跟和平。

我想起了我的外婆，她就是這樣的人。而那些我在做化療時，時常看到的女強人，或者母親，總是時時刻刻安排著時間，算著這次化療幾分幾秒開始、做好各種安排。

我開始迷惘，這樣真的好嗎？這是我自己想要的人生嗎？

於是我停了下來。

我的堅強的確告訴我「癌症遇到我算你衰」，我會好好對抗它們；但內心深處我自問，我真的了解自己嗎？當跟大家相處時，我處理事情的態度、想法、順序，真的是我要的嗎？

或者是，其實人應該要面對階段的改變，但我忘了。我在照顧的迴圈中，一日復一日，陪伴孩子成長，卻忘記身為女性，我也會有階段的成長。

當我選擇不要像二十幾歲時，或像我小時候家人那般暴烈、激昂地吵吵鬧鬧溝通，把情緒隱藏到最後面，旁邊的人說我長大了、成熟了。

但真正的長大，是否該是要把真正想說的，好好表達？

我當然不想像兒時某些家人一樣，「溝通」是用吼的；不想跟外婆一樣，獨自包容著大家，承受著那些情緒。

可是，我會不會不小心變成了我當年不捨的外婆，凡事都只是在忍耐。

偏偏，就像我朋友常開玩笑說我「就是一張精明臉」，很多時候大家都覺得我有話直說，絕對不可能被任何人占便宜，沒想到，可能我壓抑著什麼。

那些生病的女性們，是不是也跟我一樣，在這過程中開始反思？

那些女生，是不是在外面總是表現得聰明幹練，但那些聰明幹練不讓步，都只是因為我們肩負著責任，誰欺負了我們的家人（或在意的事情）就跟你們拚命；但輪到自己，就是怎樣都好，稍後再處理。

還是我應該選擇當一個隨時把情緒發洩出來的人？想罵就罵，想吼就吼，任性過活就好。可想到這，我又想起外婆的臉，如果我這樣，不是會有另一個人來承受嗎？我捨不得……

我開始試著把心底的那些糾結，跟另一半分享。這場病，也讓他發現，原來很多時候我在壓抑、很多時候我是真的很疲累。

我開始試著，提醒自己好好睡覺、好好喝水。

不過此時在寫這篇文章的我，才剛結束手術，在等傷口復原中，半夜常常還是睡不好。可已經開始意識到這件事，正在努力中。

我開始記得隨身帶一個大容量的水壺，提醒自己好好睡覺；早上一包滴雞精補充元氣，並且好好吃著每一餐，注意營養。

在第一次化療前夕，我和先生說：「最近我沒辦法、也沒精神帶小孩起床上課，要麻煩你照顧了。」

以前只記得幫別人挺身而出的我，第一次，知道要讓自己頑強的身體好好休息。

以前當別人覺得我不好搞、很多堅持與想法，其實那都是我在為了別人而抗爭。第一次想到，我要好好善待自己，在變成更好、更瘦、更美、更偉大的媽媽之前，我至少要先好好睡一覺。

## 醫師我可以請問你嗎……

我跟另一半，都有家人罹癌的經驗，對於面對周遭親近的人遭逢健康的考驗、面對疾病的辛苦跟對抗，從小到大，都看在眼裡。也因為如此，我們很早就對自我健康的照護，很有警覺——至少，當時我是這樣想的。

我覺得老公每兩年都有做健康檢查，而我三十四歲那年也被老公拖去檢查。關於這點，能注意的人其實就不多了。很多人會害怕、抗拒面對自己的健康真相，但這點我算是很老實。

當時我真的是這樣想的！

二〇二一年十一月十五日下午，照鏡子發現不太對勁的我，跟衛斯理說我發現自己身體有異常。這時間剛好離我們每年固定健檢快滿一年，他就說，剛好也要安排年度健康檢查了，不如提早一點，他明天就著手去安排。我說好，去看看也好。

不過那時也沒有想那麼遠，畢竟才不到一年，能有什麼大事？老實說我真的沒有不安，就是覺得怪怪的，但也如常過了幾日。

到了十九日錄《醫師好辣》那天，在主持人入場前，我詢問當天在場的外科醫師，敘述了身體的差異：最近容易發燒，吃退燒藥沒用，自我檢查發現兩邊乳房不對稱，不需要很仔細就可以發現很明確的不一樣，甚至摸到乳房有一顆會滾動的東西等等。對方說：「我覺得突然變大的話這樣不OK，要好好檢查。」

醫師話說完，一股不安湧上心頭！我立刻打給先生，他也提高警覺，馬上跟診所安排，提前原先計畫好的健康檢查。

其實在這時，雖然有一點不安，都還算是往樂觀方向走，想說應該只是之前的腺瘤變大了，做些確認，頂多手術拿掉，應該沒什麼吧。

去年十一月才做的健檢，短時間內可以發生什麼大事？雖然平常身體累累的，不過從小孩出生開始，我就是這樣啊，哪個媽媽不是永遠沒睡飽？更何況我還有去健身維持身材，也不是乳癌高危險群（台灣乳癌好發年齡高峰約在四十五歲至六十四歲之間）。

不過安全第一，醫師叮嚀了，更不能拖，趕忙在二十六日那天去了家醫科檢查。當天，家醫科觸診一摸有問題，就排了二十九日超音波。超音波一照也不對，就問了我好多問題，包含有沒有哺餵母乳？初經幾歲來？有沒有吃避孕藥？家族有沒有人得過乳癌？

我雖然狐疑，還是一一回答了。但是她婉轉地請我隔天轉診掛乳房外科，還要做乳房攝影。

然後十二月一日切片，開始做穿刺檢查。就在檢查的當下，我懷著忐忑不安的心問了醫師：「如果我這是不好的東西，會是一期以內嗎？」

醫師說：「這個大小不會只有一期，因為妳單邊有三顆，我們懷疑是多發性的。」當下我的淚就不爭氣地掉下來了……

十二月九日回診看報告就確定了，我罹患了乳癌。在等看報告的那一週，是我人生目前最漫長又難熬的一週，也是淚流得最多的一週。

檢查中腋下有個部分是非典型的，非典型就是「有異狀，但不能確定是不是癌細胞」。要確定是癌細胞，我才能使用健保給付用藥，讓醫師可以根據實際狀況提供治療。所以我又再度在十二月十七日做了第二次穿刺，確認是癌細胞，可以使用賀癌平（Herceptin）之後，在十二月二十三日，確定了我的癌症轉移到了淋巴，在十二月二十八日，裝了人工血管，準備在二〇二二年的一月，開始化療。

一切就是如此迅雷不及掩耳地來到，迅速到，當我這樣寫下一大串時，當時的煎熬，如同夢一樣。因為那段時間充斥著煎熬，讓我連唉聲嘆氣的時間都沒有，無論結果如何，都還是要如常照料孩子起居生活，以及週末的家族聚會跟陪伴；不管再怎麼五味雜陳，對於孩子家人重要的節日，還是要打起精神一起度過。

完全沒想到，短短不到一年，我就長了三顆腫瘤！而且竟然都已經兩公分大了！

但也很慶幸，因為有所警覺，因為自己那句「醫師我可以請問你嗎……」，才可以趕忙在一個月內，檢查出身體的問題，進行專業的診療。

當時錄節目遇到的外科醫師陳榮堅，以及緊急安排檢查事宜的衛斯理，還有在檢驗台上幫我照超音波的劉小姐，對我來說，都是生命中的貴人，因為如果沒有及時檢查，以癌細胞如此迅速長大的速度，可以對抗的時間，一定會被壓縮到很緊迫，我也可能無法在這裡跟你們分享這些揪心的過程。

也因為發現不對勁即時檢查，才能儘早安排。所以我要感謝幫我打點一切的所有醫護人員！雖然那段時間對我來說，是怎麼也不想再經歷一次的人生轉折。以往，十二月是我們快樂的時節，總是大肆慶祝溫馨的聖誕、迎接新年的到來，現在，該給孩子的美好回憶還是要有。

那我呢？我該怎麼面對，該怎麼想？懷著惴惴不安的心，一邊若無其事地陪伴孩子，在學校張羅聖誕節的活動。

心裡浮現著各種打算與安排，接下來，該怎麼好好往前……

我又能撐得過去嗎？

## 抱著不確定的心，努力微笑著

在還沒確定任何消息之前，我打定主意，在孩子面前維持日常的樣子，不讓他們感覺到異狀。

也正因為這樣，十二月一日到十二月九日，等待檢查結果那段時間，是我人生最最煎熬的時刻。

不上不下的凌遲，比一翻兩瞪眼的結果還令人難受。雖然說，一般是母親、姊妹有罹患乳癌才是高風險群，但我的外婆，年輕時就是得了乳癌。

上網查到的那些高風險的資訊是這樣的（註）：

一、家族中（尤其母親或姊妹）有人罹患乳癌、卵巢癌、大腸癌、攝護腺癌等具家族史的民眾。

二、初經發生太早、停經太晚。

三、從未生育或哺育母乳的內分泌因素。

四、一側乳房曾得過乳癌者，對側再罹癌的機率是6%〜10%。

五、三十歲以後才生第一胎。

六、乳房切片有不正常細胞增生現象。

七、曾頻繁患良性乳房腫瘤者。

八、停經後肥胖。

九、卵巢癌及子宮內膜癌患者。

幾乎除了第一點以外，都還離我很遠，但還是會覺得焦慮。

也許是女性的直覺吧，也或許是身為母親的居安思危。另一半在這階段，雖也感受五味雜陳，但始終覺得（或是意志力堅定人特有的樂觀催眠術）應該不會是有太大的問題，覺得只是一個謹慎檢查。不過，我很感謝他這樣的心情。因為，若我們兩個都在低潮中，我也沒有把握，可以全然無事地在孩子面前陪伴他們。

有時覺得伴侶，就是配好的，面對同樣事情的兩樣情，互相 cover，雖不盡然日日完美，但往往是最佳拍檔，互補扶持，互相理解，才能在答案揭曉前，繼續在孩子面前如常生活。

也因為這樣，雖然當時胸部已經腫脹到十分難受，在十二月四日，切片三天後，還是假裝若無其事，正常去參與學校的義賣活動。

除了低調詢問幾位醫師太太該怎麼辦才好，聽聽她們的建議，我仍舊拿出百分之百的努力去處理每件事，甚至締造了比預期更好的拍賣金額，幫孩子們提供更多更好的資源。

十二月六日那個週末，還帶了孩子去水族館看海洋生物、去農場玩、看水豚，他們看著這些可愛的小動物，餵食牠們、跟牠們互動，無邪可愛的樣子，真的是我生活最大的動力。

雖然天氣有點陰雨，孩子們還是笑得燦爛，如同閃耀的太陽。我想著，如果真的要對抗病魔了，那趁還沒開始打仗前，一定要繼續給他們滿滿的回憶；如果這只是我們窮緊張，這段時間的若無其事更好，不會增加孩子的不安。所有事情都應該在計畫中進行，不要為了這個突如其來的病魔危機而打斷。

我不想要為了莫名的恐懼唉聲嘆氣，更不想影響家人的心情。但不得不承認，在那幾天裡，曾經有好多次，躲在廁所裡偷偷哭泣，尤其是看到一邊因為穿刺檢查而腫脹不堪的右胸。

答案揭曉時，或許是那幾天焦慮給自己做好了些心理準備，我的確是比先生更能坦然面對。雖然還是隱隱抗拒，不過，比起樂觀的他，我的衝擊是小了些。兩人在不同的時間分別做好心理準備，我也是這時跟他提起，我需要他的幫助，我們開始規畫後續要怎麼安排比較好。

讓孩子好好過聖誕節是我們的共識，所以暫時不讓孩子知道，但需要家人們在化療期間協助，所以就先告知彼此的父母、兄弟姊妹們，好做堅強的後盾。

在生病的時候，不要羞於提出需要幫助的需求，家人在此時是強大的後援力量。我們很堅強，但我們還是需要幫助，當堅強獲得了幫助，才可以更強大，這就是家人凝聚的力量。再怎麼害怕、想要逃避，都不要抗拒跟家人一起面對，這樣我們才有後盾，去面對所有的未知。

過完聖誕節，看孩子們開心地換到了禮物，大夥兒一起跨年倒數迎向了二〇二三年，在一月四日星期三那天，我去剪短了頭髮。準備面對第一個挑戰——在一月八日第一次住院做化療。

第一次化療，先生說想陪我去，一起面對，於是日期選在週末，可以把小孩交付給婆婆，不會耽誤到小孩的學業；也像之前所說的，委託他在化療後那週，協助我全權照顧孩子。

我要承認，剪短髮跟告訴小孩這件事，我小小逃避了幾天，幾乎是最後壓線才去面對。而剪頭髮那天，向來喜愛我長髮的大兒子，問我「怎麼剪短」時，就是我鼓起勇氣告訴他們「媽媽生病了」的時刻。

大兒子雖然已經是中年級生，但對什麼是生命，生與死，還是懵懂的，只隱約覺得媽媽不太一樣，媽媽漂亮的頭髮怎麼不見了，跟別人不同。

另外兩個小孩，他們對於疾病的理解，更是陌生，只知道了週末要去奶奶家，接下來一週會是爸爸準備早餐，然後跟平常一樣送他們上學。

我就是那時看著他們，更確定了，我要很勇敢很勇敢，讓病毒會怕我；我更是花了很多時間，去了解我要對抗的這位「對手」；我看了很多書，找了很多資料，希望更清楚知道我會有什麼副作用，會面臨哪些挑戰。

我也在這時發現，除了自己準備好面對，要改變以往那些什麼都往肚裡吞、自己扛的個性；我還多了一個責任，要讓孩子們去理解「生與死」還有如何去理解「為什麼有些人看起來不一樣」。

不過當時真的是見招拆招，因為所有的難關，即便做再多功課，到自己身上時，還是不一樣。

小時候看長輩是一回事，當主角變成自己，還是會接應不暇，考驗是一題一題來。

就像以為只有一天應該還好的化療，出院當天還覺得沒什麼，只是累累的；到了出院幾天後，開始有了翻天覆地的大衝擊。

就像那些身體的變化，腫脹、掉髮，比起我們在電影裡、電視中看到的衝擊感還大；那些對自身變化的自我認同，那一張張當時記錄下的照片。看著鏡子裡自己的陌生感、挫敗感、不認輸感，從切片那天開始，讓我抵達了一個很不一樣的地方……

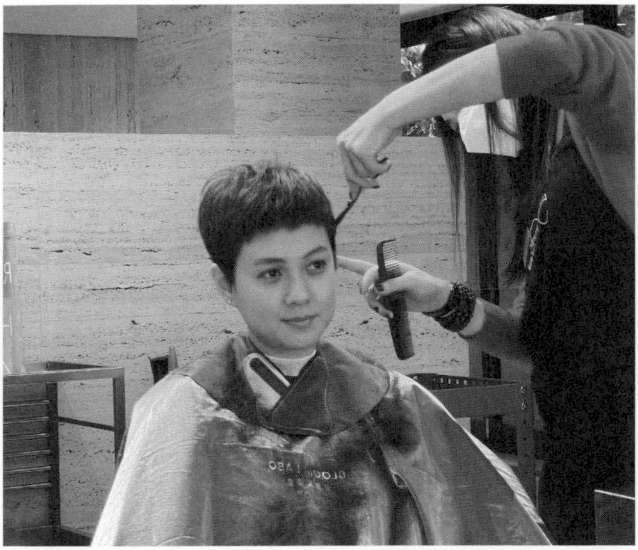

二○二二年一月四號這天，請了十分信賴的吳依霖老師操刀，剪掉了我的長髮，就在這一天，準備好要迎接第一個挑戰了！

---

註：
引用自網路資料〈乳癌／哪些人是乳癌高危險群？什麼檢查最準確有效？預防乳癌掌握 6 要點〉：
https://health.tvbs.com.tw/medical/334021

## 不是才剛健檢完嗎?!

說不曾生氣是騙人的。現在能笑著跟大家說「一切都是最好的安排」，是因為已經走到這裡；現在能說著「也許這是一場重考，因為我以前做得不夠好」，其實已經經歷了百轉千迴。

曾經朋友說過，他認識一位約五十多歲的姐，平常過得優雅有品味，兩個兒子十來歲在歐洲念書，她就是喝喝紅酒、沒事出國走走，就是好日子的樣子。結果前幾年她得了乳癌，一樣一派自在，還是在臉書分享一些美麗的風景，半開玩笑寫著醫師要她戒菸戒酒她的幽默回覆等等。

朋友好奇問那位姐，她怎麼能夠那麼自在。那位姐說了一句大實話，她說：「我的自在，都是經過各種百轉千迴後的結果。」

當時我聽到時也直說：「是啊，我也是！」

選擇勇氣、正向、分享，去理解所有的考驗是好是壞，取決於自己的轉念，這些，是我的理性面明白的。不過，當然也是有負面念頭出現的時候。

就像——

不是每年都健檢一次，怎麼還會罹癌呢？

離上次檢查才快一年而已，還一次得三顆？三顆？！

有沒有搞錯啊？？？

我知道，如果人生可以像寫 Google 美食評論一樣，吃到不好吃的餐廳，上去打個一星就好了；或是像叫外送送錯單，跟客服反應送錯了，就可以無痛退費，連多幾句爭論都不用。

但人生不是寫評論、也不是叫外送，就是會發生一些當下你看不懂的，並且狠狠打臉那些你自以為準備好的——其實沒有喔。

你以為有在健身跟每年健檢就很健康，其實不是喔。

你以為忍耐就可以讓很多事情變美好，也不可以喔。

很多人，我絕對不是特例，都有一樣的遭遇（我後來又聽到好幾例），當我們去爬梳那些經歷時，就會發現，這是很好的提醒，就是怎麼樣都不能輕忽「照顧自己」這件事。

不單是自己，面對家人也是。甚至毛小孩也是。

我有一些朋友會固定帶毛小孩去健檢，後來也突然有了健康問題。原來世上沒有萬靈丹，也沒有百分之百保險這件事啊。

但，我還是要謝謝健身跟健檢。

如果那陣子沒有在健身，我不會一直照鏡子觀察自己怎麼了，才發現有奇怪的腫塊；也因為有健檢習慣，去觸摸時，知道那個是纖維腺瘤（因為是滑動的），雖然大家都說纖維腺瘤沒有大礙，但也正因為多了一點擔心，所以去錄影時問了當天上節目的外科醫師，在醫師的謹慎提醒下，才決定趕緊做精密檢查。

也因為那顆纖維腺瘤，才讓我發現，原來在它後面有一連串像葡萄一樣的三顆腫瘤躲在後面，沉默不作聲，就像我以往那些壓抑著、以為不作聲就沒事的情緒一樣，靜靜地成為未爆彈。

事情就是這麼無法預料，對照我上一年健康檢查的X光片，完全沒有它們的蹤跡，但就是在不到一年之間發生了。

只是一個念頭，如果我抱持著僥倖的心情，想著「哎呀我才健檢不到一年沒事啦」，我不知道現在自己會在哪。

如果那陣子我沒有發憤圖強要去健身，每天檢視自己有沒有更進步，我不會發現自己的不對勁。

有太多不對勁，都是從日常闖進來的。

以為孩子只是夜咳不好的媽媽，靈機一動帶小孩去檢查，發現小孩肺部長了淋巴癌；以為孩子只是容易瘀血的媽媽，突然發現孩子怎麼突然腿軟，結果發現是白血球有問題；或不要說別家孩子，說到我自己的姑姑，以為自己是胖了，熟齡發福肚子瘦不下來，問我知不知道什麼減肥祕方，結果發現根本不是腹部瘦不下來，是因為是因為乳癌復發轉移到了肝臟，末期。

衝擊從日常闖進來時，會好生氣，我懂。我當下也會，也想過很多次「為什麼」；但總是這樣的，所以我不能掉以輕心，不能覺得，反正我都有檢查啊、反正我都有吃保健品等等。

因為沒人知道人生的下一頁是什麼。

你說，既然這樣，那我就不要健檢，也不要管明天了？也不是這樣，就像朋友問我：「之後還會健康檢查嗎？」我笑說我本來就需要了，每三個月、六個月、一年，都有各式各樣大大小小的檢查，確認目前有沒有問題。

無論如何，我還是希望我的家人朋友，甚至看這本書的你，都要隨時隨地注意自己，去做仔細的健康檢查。

因為這是對自己，也是對家人的呵護與照顧。

我們只能盡力，面對日常與無常。
但真的遇到了，就去檢視，發生了什麼。
我們不見得能找到「為什麼」，但至少，可以有屬於自己的出路，試著創造出更好的當下。

## 我怎麼會腫得跟豬頭一樣？

那些故事，都曾經在電視、電影上看過——掉落的頭髮、蒼白的臉、虛弱的身體、凹陷的臉頰；那些身為觀眾看到心疼不已的劇情，發生在自己身上時，才知道，原來總是會稍微美化，再寫實都一樣。

那些畫面，當從切片那天，右邊上胸與腋下副乳那附近，拿針穿刺取出局部腫瘤下來準備化驗的時候，我看到自己的胸部變成一個陌生的腫脹樣子，比原先看到左右不一致還傷痕累累、殘破不堪，即便之前我在乳癌交流社團看了一張張照片，試圖做些心理準備，還是沒想到，真正發生時，會是另一種心情。

常半開玩笑說，自己不是挺愛漂亮的女生，當然還是會運動、保養，工作時會化妝，不過平日都算簡單裝扮以舒適為主的我，從沒想到，在鏡中看到自己，還是受到打擊——這真的是我認識了三十幾年的身體嗎？

暈眩嘔吐不說，膚色暗沉偏灰，全身水腫，彷彿電影《女魔頭》裡的莎莉賽隆；再更灰暗一點，像是香港黑社會電影裡的受刑人（女性受刑人都比我美一些）；或是落魄的沙彌。

或者是，那些動畫電影裡、科幻電影中，中了毒的異形。

那就是我，陌生的我，連眉毛都沒有的我。說好聽點可以安慰我是《少林足球》裡的趙薇，但抱歉，我沒有那種好氣色，甚至常常照鏡子時心裡都想著：「靠，這誰啊！」

對，說不出任何好聽話，不配點髒話都無法精準表達心情。

外出時，我可以戴假髮、化妝修容，用衣服遮住水腫（每次看到之前去參加李四端大哥的《大雲時堂》錄影的畫面，都覺得自己好腫啊），拍照用修圖軟體稍微潤飾；但回家褪去那些裝飾時，眼前就是真實又陌生的自己。

雖然鼓起勇氣記錄一張張照片（我喜歡用拍照記錄每件事，無論是開心的、會痛苦的、希望自己記住的，都是），卻沒有勇氣給自己以外的人看。那一張張照片對我是提醒，但每次翻閱時那種歷歷在目，連另一半我都不願分享，因為我希望在他眼裡，我還是美麗的樣子。

這才明白，原來小時候看古裝片，女子因為殘容不願意見另一半，是這樣子的感受。那種心情不單是「以色事人」，所以不願讓對方看到；而是不希望，那個模樣永遠都存在，即便只是在記憶裡。

那是初次化療時，給我最大的衝擊。

初次化療，簡直像第一次去旅行一樣，什麼都帶了。雖然只是住院一天的時間，從保溫品、飲用水（實在太傻了，醫院有飲水機啊）、枕頭、毛巾、替換衣物，各種細瑣醫院都有準備的物品，我都帶了（果然是新生入學）；獨獨沒料到一件事——「保冷」。

有趣對吧，怎麼在寒冷的一月，要做的不是保暖，是保冷。

在腫瘤切除手術前期，我一共做了六次化療，我的組合套餐是：紫杉醇、白金兩種，聽起來很美的名字。

常在想，化學治療是否為了鼓勵我們在治療中可以愉快一點，所以才有那麼多彷彿精品或者可愛萬分的名字。就像有一款化療叫小紅莓，它的顏色就是紅色，很鮮豔的紅色，乍看覺得好美啊。不過把這些東西打到身體裡，一點都不夢幻，也沒有什麼泡泡糖的想像，而是許多想像不到的恐懼。

化學治療（化療）是現代醫學治療癌症的一種常用療法，化學合成藥物經由口服或注射的方式，透過血液循環至癌細胞處，用以破壞或抑制癌細胞的生長，然而化療藥物如同一把兩面刃，除了破壞癌細胞外，也會影響體內正常細胞組織，如腸胃道黏膜、生殖細胞、骨髓造血細胞等，造成令人不適的副作用。一般來說，化療結束後一段時間，身體會恢復

正常，有些副作用則持續較久，甚至可以長達一年以上，如周邊神經病變。(註)

而我施打的紫杉醇類，也是屬於很容易造成周邊神經病變、造成手腳冰麻的類型。

因此，為了讓化療藥劑有效集中到要去的地方，不要流通到四肢跟影響到末來神經的功能，在注射化療藥時是要戴著手足的冰手套，如果不防護，末梢神經容易麻麻的，可我之前完全不曉得有這件事。

每一次化療，治療就要五、六個小時。一開始我以為副作用是注射結束就開始，頭髮會立刻掉等。不過剛打完的感覺只是覺得熱熱的，甚至臉拍起來還有點泛紅，看起來像喝醉了，還挺可愛的。

起初是還好，但痛苦是回家才開始。還不單是一天兩天，是將近兩到三週的過程，每次身體差不多覺得好了，就要進行下一輪重新開始，這樣重複的過程，來來回回一共六次，從一月開始直到五月底手術前。

身體的不舒適、口味的變化先不說（那陣子我真的很愛吃酸的，什麼都要加檸檬才好入口，有時候甚至要做檸檬口味的麵，我才吃得下），外貌的轉變，則是隨著身體的不舒適，慢慢發生。像我的頭髮，是到了第十一、十二天才開始掉。每天洗澡時，頭髮一把一把地慢慢掉下來，我像是脫毛的狗狗貓貓，小孩摸我的頭時，輕輕掃過頭就可以摸下一把。

淋浴間的頭髮，不當天清掉，就會阻塞水流。雖然在電影電視上都看過，之前在分享社團也聽過，真正發生時，還是很震撼。也因如此，那陣子我不讓自己再去網站上看任何分享，不想加速更多那種不適應感。

同時，我也盡量讓這件事稍微有趣一點點。苦中作樂，是我生病後，打定主意要有的態度。我會讓孩子把這件事當成在「玩」，用輕鬆口氣問他們是不是頭髮一抓就掉？也買好了多可愛的毛帽配假髮裝飾，假髮還是那種長長的款式。

另一半也很懂我想要轉換氣氛的心情。當化療後，頭髮開始長出來有一點刺刺時，他會摸著我那個像大頭兵的小刺蝟頭，說摸起來很好摸。

在這些變化中，找出一點點可以當成新奇有趣的事情笑鬧的地方，讓那些不快樂，轉個角度，變得多點歡笑。

不過，這些變化，真的比起之前每次懷孕的腫脹、變胖，跟期待新生命來臨不同，雖然這次也是期待生命——期待生命的延續與疾病的抗爭。

那一次次被我苦笑稱為「豬頭」的水腫醜陋期，也不免讓我想著，是否就是內心的陰暗面在測試我有沒有勇氣度過這個低谷。

醜陋的外貌像是巫婆施法的考驗，不怕了，美麗就會來到。

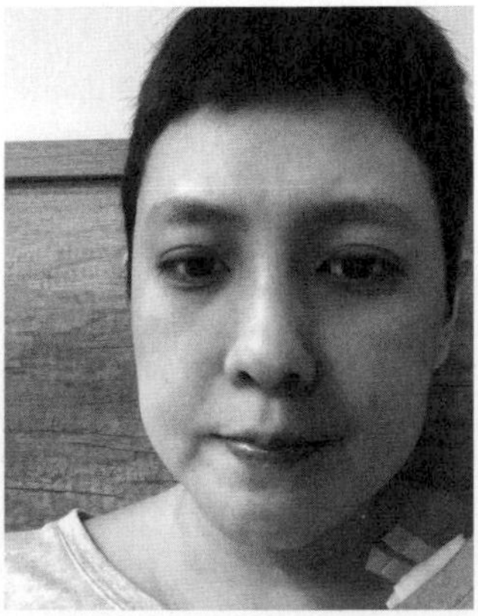

剛化療完，在頭髮還沒開始掉之前，看起來氣色好像不錯是吧！但接下來你們就知道了……我們剛開始，所以一步一步慢慢來，不要馬上嚇著你們……

---

註：

引用自《康健雜誌》網站文章〈化療後手麻腳麻怎麼辦？中醫可以幫上忙〉：https://www.commonhealth.com.tw/blog/3935

## 來吧，把頭髮剃掉吧！

掉頭髮真的是一件很煩的事！

再怎麼樣充滿豪情壯志、發出「拜託，癌細胞才要怕我吧」這樣的宣言，當看到頭髮掉得比貓貓狗狗換毛還快，隨便輕鬆一拉又一大把下來時，還是會嚇一跳。

雖然把這當作一個遊戲跟家中小朋友玩，落落大方地跟他們說，這就是一個過程啊；但另一半，還是發現了我心底那個愛漂亮女生的失落。

當頭髮開始斑斑禿禿，想要帥氣，又拿不起決斷力時，衛斯理，拿起了剃刀，親手幫我把頭髮剃掉。

一直都是中長髮的我，剪成短髮是個宣示。但剃光的那瞬間，感覺還是很微妙。不過，也因為這場病，先生陪了我做了許多以前不可能做，也想不到會做的事情。

他親手幫我剃了頭髮，還開了三小時的車，陪我去台中霧眉。他陪著我面對每個我有可能會沮喪的時刻。

需要面對自己不漂亮時，覺得自己像蜥蜴、像豬頭，沒有眉毛，又水腫地像泡在水裡的標本時。

十年的婚姻生活充斥著柴米油鹽，孩子不知不覺被我們放在最前面；關於婚姻，有時候連脾氣都懶得發、想著生活不可能改變時，一場大病，卻讓我們不一樣了。

有時很心疼先生，小時候他已經面對過至親罹患癌症，而今又面對到我。在當下這個生命的轉折點上，要用什麼態度來迎戰；而未來，又要用什麼樣的方式繼續走下去，把這當作是一個生活的提醒……對所有人來說，都是學問、是智慧。

那些不只是幫忙剃掉頭髮、陪伴霧眉、一起住院，當下要面對的事情而已；未來，如何調整彼此的腳步，是面對疾病之外，更特別的一堂課。

在生病之前，先生未曾想過我的壓抑，只覺得，夫妻生活就是這樣，到了個階段，彼此就能理解。甚至我也是。

我只想展現我對家人的愛與義氣，那個帥氣喊著「來吧，把頭髮剃光」、「病毒我才不怕你」的我。

但真正要走下去，我們要懂得示弱、懂得偶爾討厭，甚至，偶爾咆哮一下，也是不錯的喔。

這樣講是不是嚇到你們？

我跟先生，一個是急驚風、一個慢郎中，我在事情還沒確定時，都喜歡想一輪、問清楚；但我先生是反應比較快的，他在忙的時候，沒有耐心聽這麼多。

年輕戀愛時，我們會為此大吵，也說不出所以然；戀愛超過十年後，有時候我會不接話，他以為我懂他了，但其實不是。

在這第三階段中，我學會說「不」。

彷彿那個三千煩惱絲，因為化療必須被剃掉之後，我那個怕衝突、怕重複，想說忍忍就過的性格，也一起被剃掉了。

這些當然不是一開始就發現，畢竟剛發現生病時，大部分時間我們都在忙著解決問題、思考未來怎麼做，衛斯理也時時刻刻呵護著我。

當手術完成後，我們過了大難關，想要恢復往日步調時，某日，急驚風跟慢郎中又對上了。

我沒像年輕時大吵、也不像罹癌前忍忍就算了。

我直接鏗鏘有力，就像那一把落下的頭髮帥氣說：「你不可以這樣跟我講話。」

你們猜衛斯理的反應是什麼？

或者猜猜我當下的想法是什麼？

前面已經說到，我覺得這次生病，是上帝給我的重考，祂要我好好重新審視我的人生，如果我想好好走下去、珍惜每一刻，那麼，我想改正什麼？

我當時覺得，那就是「我不想再做無意義的忍耐」，因為那些忍耐是身體對我的抗議。我明明知道另一半不是惡意，那是他的急性子跟想面面俱到的心態使然，為何我以前從來不說不？

或者更年輕時只想著嗆回去用吵的。

即便是最親密的人，我們都要練習、要懂得畫下界線。

先別急著否定，不試試看，怎麼知道？

當我不想要再跟外婆一樣忍耐，我說了「我不喜歡」時，出現了我想像不到的結果。

衛斯理跟我道歉，說他不應該這樣子。這肯定是我變成豬頭前，完全想不到的。畢竟要天蠍男開口道歉，實在驚喜！

有時候我們會把事情想複雜，或者拒絕面對一些事情；有時候我們以為在生活中忍讓才是愛跟成全。

〈哥林多前書 13:4〉說著——

愛是恆久忍耐，又有恩慈；愛是不嫉妒；愛是不自誇，不張狂，不做害羞的事，不求自己的益處，不輕易發怒，不計算人的惡，不喜歡不義，只喜歡真理；凡事包容，凡事相信，凡事盼望，凡事忍耐。愛是永不止息。先知講道之能終必歸於無有；說方言之能終必停止；知識也終必歸於無有。

那樣的「忍耐」，我以往是否解讀錯誤了呢？忍耐是不口出惡言，不讓情緒引導自己說出傷人的話，但忍耐不代表當別人讓你不舒服、覺得他越界時，不能好好地表達情緒吧？衛斯理道歉那天，我以為他會不喜歡這樣的我。

幾天後，我們聊天時，他卻說了，他喜歡我現在這樣，因為不再只是忍耐。當他因為急性子或煩惱什麼時，我的「不」，會讓他警覺自己又太急躁。

其實這對彼此來說，都是好事。

世上沒有完美的婚姻，只有我們可以一起相伴的日子。

疾病帶給我很多痛苦、錯愕，也有當下的不理解，卻又有許多當時意想不到的禮物。

而那些奇妙的經歷，都會變成特別的回憶。
先生幫我剃髮的瞬間，也是我們獨一無二的甜蜜。

失去與擁有，考驗與獲得，
是這段時間，給予我最深刻的體驗。

當時剃光的頭髮，在化療結束、手術後，也慢慢長回來。
一開始讓我覺得像豬頭，很不好意思的樣子，也像潮水一樣慢慢退去。

後來，我也漸漸喜歡自己的每個樣子。

短髮長出來後，有一陣子約莫還在當年王菲唱著〈我願意〉的髮型時，
遇到天熱，在熟識的朋友跟工作人員面前，偶爾，我就會先拿下假髮，

跟著他們在家裡聊天，或者在會議室討論事情。
面對這樣的我，很意外地他們常常說「這樣好可愛啊」、「我喜歡妳的短髮」。

很多乍看討厭的事情，背後往往有好的結果。
生病這堂課或許也是，至少，我願意這樣相信。
相信信念，會使我珍惜。

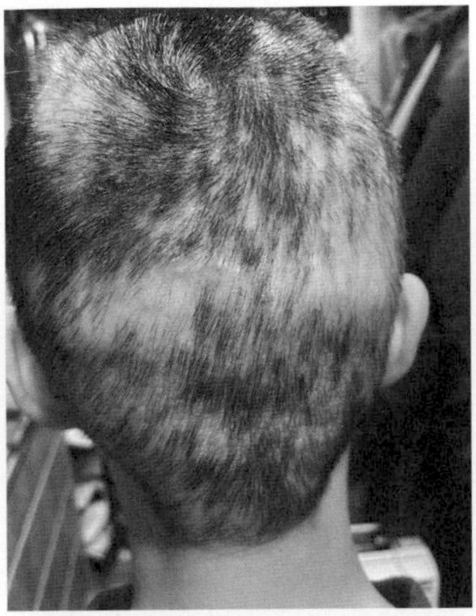

這是當時斑斑禿禿的頭髮，即便現在看了還是觸目驚心，謝謝先生當時親手拿著剃刀幫我把頭髮剃光，若你身旁也有遇到同樣狀況的伴侶、親友，請不要害怕面對他們，這是過程的一部分，你們的愛，可以給我們能量。

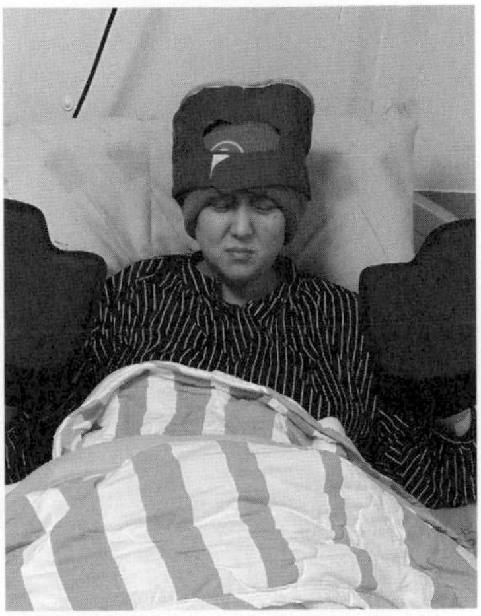

化療的時候，手腳的保冰很重要，因為這樣才有效，這樣看好像很可愛，但幾天後⋯⋯

## 謝謝妳陪著我

從小，我們家就是凝聚力很強的家族，幾乎所有大小事都是一起。凡事以忍為先的外婆、有話直說的媽媽，無論過年過節都會玩在一起的兄弟姊妹。很多人常很吃驚：「芯儀，妳們家怎麼連堂兄弟姊妹，感情都這麼好？」

不只是媽媽家，爸爸家也是，我跟我的姑姑感情很好，在寫這本書的時候，她因為癌症離世，我握著她的手看著她離去，那天，也有堂弟妹在一起陪伴。對我們家族來說，無論好壞，吵吵鬧鬧一起，嘻哈大笑也一起，是重要的。

也因為這樣，我比同齡的朋友，都早婚一些，也成為許多人眼中特別的三寶媽。家人能一起面對各種好壞，成為彼此的力量，是我從小到大，覺得最可貴的禮物。

在化療的日子裡，幾乎每三週就要一次，從紅通通的臉龐、渾身不適、味覺改變、落髮……到好不容易體感稍微恢復正常，又要再度報到了。

我就這樣重複了六次，第一次是衛斯理陪著我。但他平常不但要照顧三個小孩，還要經營一間公司，照顧十來個工作夥伴，身上的責任十分重大。再者，女生住院有時候難免有些難言之隱，身為妻子的我，也不想讓他看到我一些身體上的變化。

女生嘛，總還是希望把自己最美的樣子，給所愛的人看。就像我手機裡有一些在治療期間身體變化的照片，那些傷疤、腫脹，即便身邊的女性朋友或家人看過，我還是不願意讓他看到。

因此，我問了妹妹是否願意來陪我，妹妹馬上答應了。另一半跟姊妹的陪伴，是真的不太一樣。

手足對我而言，應該是我爸媽給我最好的禮物。

說來好笑，因為我跟弟弟妹妹分別差了五歲與六歲，對他們而言，我是尊敬且值得信賴的姊姊！對我而言，他們就是只會告狀的小屁孩，小時候我看漫畫書或小說，妹妹覺得我沒有陪她，就跟媽媽告狀說我在看「小人書」（以前小說漫畫都比較小本，封面又有個小女孩），對當時的我而言，妹妹才是真正的小人啊！（氣）

當時我媽甚至怕我長大後虐待他們，一直對我耳提面命。但我心裡一直翻白眼，我耶~怎麼可能虐待他們呢?!

長大後，我跟弟弟妹妹感情很好，我妹讀大學時我已經在拍《犀利人妻》。平日我不是很愛買精品犒賞自己，反而我妹是最大的贏家，因為我賺的錢都拿去養妹妹了；當然她也是對我非常好，只要我有需要幫忙，她一定會挺身而出。她陪我拍戲、幫我跟她同學澄清我不是戲劇裡那樣的人、幫我照顧小孩，甚至陪我住院。

如果你們有看到一點點我勇敢的樣子，不用懷疑，那是因為我妹的關係。

**死了以後你想要別人怎麼定義你？那就活成那樣吧！**

我為了給妹妹當個好榜樣，為了讓妹妹覺得有個正直、勇敢的姊姊，我一直在努力地把自己活成那樣子——遇到勇敢不退縮，遇到困難也能過關斬將；但是我妹卻在我治療期間最狼狽的時候，包容我那些沒自信又尖銳的話語。

她是一個EQ很高的女生，人緣也很好，常常我在副作用強烈但真的忍不住時、覺得壓力很大無法呼吸時，都會需要靠她安慰我。如果她人在國外，也必定會跟我視訊連線，讓我看看她周遭的風景，跟我分享她的心情，然後跟我說：「好了，我幫妳來過這裡了，不用來了。」是一個把我放在心上的好妹妹！

記得第二次住院，大小行李有六大袋，她提著大包小包陪我上樓，還不知道住院要幫些什麼，坐在那發呆滑手機，還需要護理師喊：「快幫一下妳姊姊……」

到後來住院小幫手變老鳥了，一進醫院自動幫忙清潔消毒環境，把物品擺置好，幫我拿冰袋冰敷手腳，讓血液循環別那麼好，然後再看著那些又傷身又救命的點滴慢慢進入我身體裡。她會陪我聊著天，時間很快便過去，然後下樓拿外送餐點。她說妳就當去度假，度完假後又離健康近了一步這樣。

看到自己光著頭的樣子，難免會感到自卑，突然很明白以前送貓洗澡後，全身剃光光，他們回來都會不開心幾天，而我的不開心則真的持續了很長時間。在頂上無毛的那段日子裡，我妹都在，然後她堅定地說她會陪著我，無論多辛苦。

我曾經在病房哭著說自己太狼狽、太醜了，你們都不了解、你們無法體會。她心裡難過，但是不想刺激我，因為她知道我有多難受；幸好這一切就只是這段艱困旅程中的一段小插曲，依我的個性，也不會讓苦情的戲路參雜其中太久。

慶幸的是，我深知自己的心靈需要更強大，亦或是，更放鬆？所以我決定尋找一些外力來幫助自己，希望讓我的焦慮、恐慌能不要影響生活，起碼不要影響大部分的生活。

認真覺得，這一切的勇敢，有一部分，真的要謝謝我的妹妹，謝謝她陪著我，一起說說笑笑、乘載我的低潮，替我生氣、替我哭、替我操心。她比別人明白看似爽朗的我內心的壓抑，而在很多時候，她會替我勇敢說出來；或者，她明白，我們彼此是對方安心的力量。

謝謝妹妹，謝謝妳陪著我。

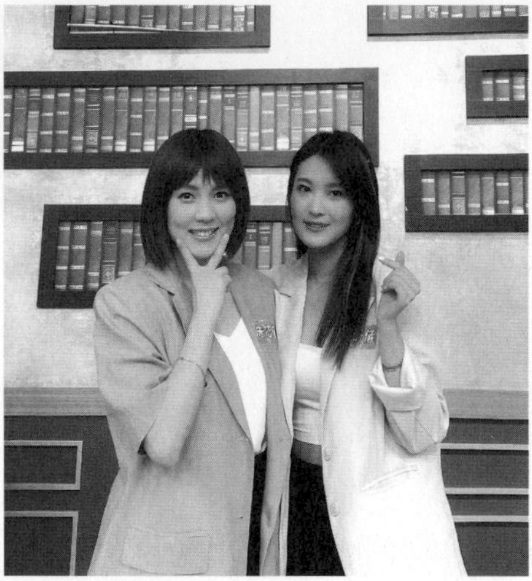

謝謝妹妹總是陪伴著我！
無論是錄影或是以前拍戲還是住院，她永遠當我最強大的後盾。

## 這並不丟臉啊

在寫這本書的時候，姑姑走了。

從小對我而言，像是另一個媽媽般，有時還覺得比媽媽更親密、更聊得來的姑姑在乳癌割除幾年後，因癌症轉移到骨頭、肝臟而過世了。

還記得我在三月進行第四次化療的時候，家人在醫院附近的餐廳幫我慶生，那天姑姑還送了我一個紅包，希望我平安健康度過難關。始終在我身邊的姑姑，最後在我眼前斷氣、撒手人寰的感觸，每每想到還是十分感傷。

姑姑在初次發現癌症時，選擇了標靶治療跟癌症切除，可為了愛漂亮、怕掉頭髮、怕醜、怕難受，沒有去嘗試副作用強悍的兩刃刀——化療。

有時不免想，如果當時，姑姑不要因為愛漂亮，化療跟標靶一起，再搭配腫瘤切除跟術後預防治療，現在，會不會不一樣呢？

是不是不要怕不漂亮，最後的她，至少可以比較舒服地離開，不需要那麼辛苦？

永遠都沒有最好的答案。可從二〇二一年三月到我著手寫這本書的現在，也不過短短半年的事情，每次想到，真的都好心疼。我好想她，她還那麼年輕，五、六十歲的人生還有許多可能，可是，如今卻沒有了未來，只剩下回憶。

我可以理解對於化療的恐懼，也能明白「不一樣」所帶來的困擾。當初第一次化療結束到開始有掉髮反應，才短短兩週頭髮就掉得坑坑疤疤，頭髮是輕輕一撥就掉，落髮落到我先生都心疼，親自拿了推刀，幫我把頭髮剃光。

先生很疼我，一直讚美我頭型漂亮啊，是可愛的小沙彌等等，不過孩子卻需要一點適應期。一直很喜歡我長頭髮的大兒子、正在逐漸長成一個小少年，開始面對團體、面對「不一樣」感到彆扭害羞的他，就有著不一樣的反應。

我可以理解他的排斥。現在孩子都早熟，正在青春期的他，不太能接受我當時的模樣，那不是小男生們心中美女的樣子啊。

雖然外出、工作時，我都會戴假髮，但偶爾還是會要把假髮拿去送洗，這時接小孩下課，我會戴個帽子就出門。那天大兒子看了戴著帽子短髮的我，一時面子拉不下，看到我假裝不認識、一臉生氣。我看著他這樣，也戴上了耳機，自顧自地走著，不理他。

過一陣子，他在旁邊左顧右盼，我都假裝沒看見，叫我，我也充耳不聞，直直地走。終於，他終於忍不住了，拿掉我的耳機說：「媽媽、媽媽⋯⋯我叫妳，妳怎麼都沒聽到？」

這時我看著他，理性堅定地跟他說：「我覺得你的態度不是很好，等你態度好一點，再來跟我說話。」

他似乎懂了自己做得不太好，這時，我再補充跟他說：「又沒人知道我生病，我只是短頭髮啊，又不是沒頭髮！而且，就算別人知道又怎麼樣？這不丟臉啊，我就是這個樣子，沒有什麼好丟臉的。」

雖然我在試著找回健康的身體，但健康的態度，我想是可以第一時間掌握住的。我並沒有在做什麼見不得人的事情，在治療過程的變化，只是生活重來的歷程。

假設這場病，讓我成為人生重考生，那又如何？

這讓我多了個機會，去檢查很多曾經不足的地方，有何不可呢？

那麼這個重考歷程，我第一件要做的事情就是，很健康明確地讓我的孩子認識這個病。

我能明白他們對於這突如其來的狀況，心中有很多情緒，有關心、有生氣，同學們不理解的發問，也會讓他們很困惑。

當他們突然面對生與死，到底是近還是遠，我能做的就是用專業讓他們理解；我也請了大兒子班上的導師蔡宗仁，幫他們上了一堂生命教育課，謝謝導師十分用心找了許多關於乳癌的資料，讓同學們理解乳癌是什麼。理解面對疾病治療的歷程，有著更多愛與尊重。

朋友聽到這小故事常跟我說：「芯儀，妳真的很勇敢。」

但我常想這不是勇敢，而是我們真的要很坦率健康地去面對這件事。而我，若不是因為這場病，真的不會發現，在這過程中，有多少女生，會像我姑姑這樣怕痛、怕醜不敢化療；或者是得了癌症就覺得是絕症，想用逃避來面對，不去接受正規治療，一直到很後面才出來面對，往往真的來不及，而造成許多遺憾。

我大聲地說，這不丟臉啊！有時候，除了講給別人聽，也是講給自己聽。

就像，當我決定要在生日這天，鼓起勇氣拍攝影片告訴每個人，關於我生病的事情。

也是來自一個，他人給我的勇氣。

## 櫻花下的決定

始終覺得「生日」是有特別力量的。

每年生日，我都會想把重要的事情，放在這一天。跟心愛的人一起、跟好朋友一起，從沒想過，居然有一年的生日願望，是要告訴大家「我生病了」，然後傳遞出勇氣。

故事的開始很突然，猶豫了一陣子，但是因為一個女孩。故事的開始的確是伴隨著一點害怕，雖然我跟大兒子說，「短髮沒什麼啊」、「生病需要治療是很正常健康的」，可我心裡始終也有一點不安。

舉個有趣的例子好了，還記得，二月某天我外出買菜，手上提著大包小包的，當時戴著假髮跟帽子，外面風很大，誰知道，一陣大風，居然把我的帽子——吹！走！了！

當時我嚇得趕緊把假髮壓著去追我的帽子，左右張望有沒有人注意，趕緊重新戴好。心裡也不免緊張，如果這樣的畫面突然被人拍到，是不是會很糗啊？而且，不知道別人會怎麼說……

那時心底還是有點害怕，如果我貿然說出來，別人會有什麼反應？以及，如果我公布了這個消息，我的人生，真的就會徹底改變。雖然我平日算有話直說的人，但也不會什麼祕密都毫不保留昭告天下。雖然我鼓勵大家要健康面對，甚至在第一時間告知平日固定錄的幾個節目製作單位我罹癌的消息，但要告訴那麼那麼多不認識的人，還是會有點……

先生一直鼓勵我把這些記錄下來，他覺得我很勇敢，也覺得記錄下來對我有幫助。可是，有太多的事件要一一面對，身體的變化、該怎麼做手術才好的抉擇、要不要預防性切除？還是切除單邊乳房就好？或是術後的重建等等。

從十二月確診開始，每天都有各種大小決定跟適應要面對，而我，真的準備好，要讓大家知道我發生這件事了嗎？

這段時間，家人朋友都很照顧我，孩子跟先生也很體貼，衛斯理甚至曾經陪我開了三個小時的車下一趟台中去霧眉，要讓我漂亮、開心。不要因為沒有眉毛感到自卑、難過。

還有幾個好姐妹，會時常找我吃吃喝喝，想要開導我讓我開心，給我力量。她們都在各行各業發光發熱，站穩屬於自己的崗位，一位從事媒體公關行業，一位是在公立醫院癌症病房的個案管理師，還有一位是為愛遠嫁台灣的女強人、好媽媽。某天，在櫻花盛開的三月初，她們約我一起去陽明山享受美食放鬆。

姐妹就是這樣，不需要說什麼「我在」、「我懂」，她們會用最簡單的陪伴，給妳最滿的力量。她們會知道什麼時候該出現，不管多少大小事在忙，當需要說句「有我」時，她們都像是有超能力般，可以即時出現在妳面前。

那天，我講起了我的不安，關於要不要拍影片講這件事。在這之前，從來沒想過要經營 YouTube 頻道，畢竟三寶媽時間真的很零碎，現在又加上要跟癌症對抗，更是壓根沒有這種想法。可我又想，這麼重要的事情，似乎應該好好面對面地說，拍攝影片，最像是面對面訴說，而且，是由我自己好好說。

雖然，從事情發生開始，衛斯理就建議我把這些記錄下來，既然我平常那麼喜歡用照片記錄心情，這段時間或許我也可以用文字或者影像，同時藉由這些療癒自己……但我總拿不定主意。

畢竟，說出口了，就改變了，會不會所有人戴上了一個濾鏡，我不再只是單純的三寶媽，不再是電視上看到會嘻嘻哈哈分享生活的女藝人，而是會永遠戴著「癌症患者」的帽子？我說著我不在乎、是人都會生病，但還是會有一點點負面小陰影，在那邊隱隱作祟。

當我說出這個想法時，姐妹們都很鼓勵我，那位擔任個管師的朋友，也在此時跟我說了一個故事，讓我義無反顧地決定說出這件事。這個故事，在我發表影片那天也同時說給大家聽過——

有一個女孩，她還很年輕，二、三十歲的年齡，不是乳癌高危險群的她，長了惡性腫瘤。其實她的症狀還很初期，有許多醫療資源可以協助，是有很高的機會控制、恢復健康穩定的，可她害怕化療，害怕治療無效，那些恐懼讓她做出最令人不捨的決定，她決定自我了斷了生命。

我聽了好難過。

人生還有很多可能啊，生病，不是劇終，生病有時候是一個去檢視思考人生怎麼更好、更豐沛的機會。沒人想要生病，但上天的安排，我們也參不透，勇敢面對，才有其他可能啊。

人走了就什麼都沒了，不管你相不相信有來世，那些都是沒有正確答案的。為什麼不能好好珍惜當下呢？更正確地說，還有機會變好，為什麼她選擇放棄了呢？

也想到了之前曾經有朋友的長輩，生病了卻拒絕正規治療，聽信偏方，錯過了黃金救援時間，在各種痛苦的副作用中，在家人面前離世。

我真的……不想再看到這些事情，發生在我眼前了。

我無法改變我生病的事實，但我若奉獻出一己之力，是否可以讓跟我有一樣遭遇的人不要害怕，相信醫學、相信治療，不要被未知的恐懼打倒。

於是就在那天陽明山上的櫻花樹下，隨著飄落的櫻花瓣，我許下心願，今年生日，我要鼓起勇氣告訴大家，我發生了什麼事。

而我這些萬能的好朋友以及我的先生，竟然在短短三天之內，寫好腳本、準備好攝影棚，對，我要來告訴大家，我，朱芯儀，發生了什麼事，要面臨什麼樣的考驗了。

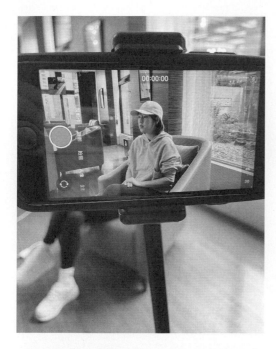


下定決心後，短短的幾天，我們完成了這個不可能的任務，當時的我因為藥物治療其實很水腫……

## 我的勇敢，是因為你們

從我透過 YouTube 影片公開我罹癌的消息之後，收到好多人跟我說：

「芯儀，妳好勇敢！」

也有很多人以為我屬於勇敢直言，很勇於說「不」的類型。

不過，這邊我要坦誠一些事，我的勇氣、勇敢、直言，很多時候，都是因為「他人」而來。

為什麼說是他人呢？

以前在學校或職場，每次我仗義執言時，都是因為要好的同學或工作夥伴被欺負了，這時我就會被注入很奇妙的力量，就是要衝出去爭取、溝通，不能看到自己在意的人被欺負（當了媽媽自然也是如此啊）。

如果只是關於我自己，有時候我還會想說「啊，這沒什麼就算了啦」、「反正忍一忍就過去了」、「在乎這樣的事情是否太小家子氣呢」等等，用這樣的壓抑小劇場，把那些負面情緒藏起來，就當沒有發生過。

我想，我的勇敢也是。

面對疾病的勇敢，是來自於對小孩與先生的愛。我無法想像沒有我他們怎麼辦，誰去照顧他們的生活起居？在學校受了委屈，要跟誰說呢？先生工作忙碌好晚回家時，誰能陪著說幾句話，或者煮一碗熱騰騰的麵讓他放鬆、好好休息？

是這個勇敢，讓我沒有太多耽溺於悲傷的時間，讓我沒有太多害怕去面對的時間，因為，一點都不能遲，遲了，我就無法擔任他們的支柱，我們就無法一起。

拍影片公開生病這件事的勇氣，上一篇已經提過，是對一個女孩的心疼而起。我們在短短不到一週之間，好友找了攝影團隊，先生馬上調配手邊的工作陪伴我一起完成。

在三月八日這天，剪輯完畢，張貼上網，在三十六歲的那一天，坦承地告訴大家——我是一個乳癌患者。

要做這件事情前，我跟我的家人說了我的打算。

衛斯理是十分支持的。喜愛創作的他，一直認為我該把這些點滴記錄下來。另一方面是擔心我，想要我藉由這些，可以抒發整理，他覺得我很多時候太愛逞強，又什麼都不說。

而我的妹妹則是有點緊張，怕講出來之後，別人看待我的眼光會不一樣。妹妹嘛，總是會有各種擔心，這些擔心都是出於愛。

畢竟是自己的妹妹，以前看到報章雜誌講些有的沒的，都會掛心了，公開生病這件大事，自然會多替我緊張幾分，替我擔心別人的眼光。

但我跟她說別擔心，我說了那個「不敢去看醫師的女孩」的故事。但直到此時此刻，都沒想到後續的影響力會這麼大。

上帝要給我們什麼考驗跟禮物，往往當下我們是看不出的。

而今的我也只能說，面對考驗時，就是面對，做好自己。

也許是之前做不夠好所以才要重考，也許是一個試煉，沒有人知道。

但我覺得，相信善跟愛是重要的，有著不想被擊垮的心，跟相信能夠擁有愛、過著充滿愛的日子的意念，向善，其他就交由上天安排。

在這樣的念頭下，我分享了影片。

說不緊張？

好像這篇看到現在我都不緊張是嗎？
哈哈哈，怎麼可能？當然會啊！

但就像一開始說了，我那個「只要為他人」爭取的按鈕一旦打開就很難停止。希望大家不要害怕癌症、以為罹癌就是世界末日的念頭，讓我一股腦地充滿了電，就這樣做。

不過當看著點閱人數漸漸升高、報章媒體開始報導，我知道這件事開始了，但吃驚的不是眾人的反應，很感謝所有人的加油打氣。

令我吃驚的是在社群軟體上的各種私訊。

一個個、一個個的故事，一篇篇一字字點下來，我流了許多眼淚，但是感動的，是心疼的，是想要一起好好的。

芯儀謝謝妳

芯儀加油
芯儀我有勇氣了
芯儀我也是，但我現在好囉
芯儀我的媽媽（家人、姊妹、好朋友）……也是……
芯儀我的家人因為妳決定要好好抗癌

等等等等。

我收到了無數的訊息，每一篇，只要我有空的時候，我都一一細讀，點滴在心底。

甚至去看診時、化療時，也會收到病友傳來的小紙條。

記得某次我在醫院廁所，正要走出去時，有個很害羞的女孩看到我，遞了張紙條給我，裡面對我是許多手寫的感謝。

她們說著我給她力量、讓她們勇敢、讓她們不孤單時，我都覺得每個人都言重了。

不是我，不單單是我。

那些力量，是我們一起的啊！

是這些力量凝聚在一起成為了勇敢。

是我們彼此用無形的手牽在一起，那樣彼此之間的凝聚，才有了勇氣。

總是想跟大家說，我的勇敢，不是因為我自己。

就像一開始拍的影片，是因為一個女孩讓我鼓起勇氣起了個頭。

然後你們的一段段留言，加上家人的愛，才給了我勇敢。

「堅強」對我來說，從來不是一個人可以達成。

堅強是一種愛。

也希望跟遇到困難、因生病或生活的困境而感到孤單的朋友說。

很多時候，你覺得是一個人，這時往外看看。

很多時候，我們都在。

即便你現在看起來是一個人，只要你對生命抱持著信念和願意往前面對考驗的心，無論好壞，最終會讓我們聚集在一起，凝聚成愛。

昨天下午10:43

嗨 芯儀，看了你的影片，真的非常謝謝你那麼勇敢，我自己的家人也是因為罹癌確診後，不願意化療拖累家人，因此選擇了結自己的生命，雖然有些朋友會安慰我們說也許這樣沒有苦痛，但身為家人真的是滿滿的傷痛跟不捨，希望你可以身體健康早日康復，也希望更多人可以看見，給大家一點點勇氣🤎

下午1:54

您好，謝謝您勇敢站出來分享經驗。我也是臨床工作者，先前曾經遇過幾位乳癌患者，他們起先都害怕就醫，所以到放射腫瘤科的時候，整個乳房都流膿流血，為了不讓自己聞起來臭臭的，她們會噴一些香水掩蓋氣味，但衣服一掀開，真的是血肉模糊，我常常想若她們早些接受治療，會不會比較好?

跟您同一天生日，為您感到驕傲

芯儀～
我來當你萬封訊息裡面的其中一封了😆

我自己的媽媽也是婦癌的患者
從確診至今已經快三年
直到今天都還在跟癌症戰鬥中！

前一陣子她的癌症二度轉移
化療的藥也是換了又換
然後就開啟消極模式
半夜突然打給我說想要放棄治療

之後分享你的影片給他看
他看到你的狀態默默不好意思的說
：原來罹患癌症還是可以那麼漂亮😆
（因為他罹癌後就開始拒絕打扮，總是想不引起注意為原則，覺得沒頭髮戴假髮很丟臉）

只想跟你說
真的很謝謝你願意分享！

週四 下午3:29

謝謝芯儀勇敢的站出來拍這支影片
我是護理師 常看到很多年輕患者近來開刀 現在乳癌越來越年輕化的
甚至還有20幾歲的年輕人都有 這個影片連我看了覺得好正向也是一部很好的衛教影片 一定能讓癌友們勇敢接受治療 重點您也提到 只要好好配合治療 現在乳癌存活率都比以往大大提升很多 謝謝您
有時候藝人講一句 贏過醫療人員講十句
祝福 芯儀 早日康復 化療一切都順利
加油！！

3月9日 下午2:10

嗨 芯儀
我是Kivi
27歲確診乳癌，治療已經兩年多了。
發現這社會對生病的人多少有些不友善（像求職，HR或主管就會用很誇張的表情看我說天啊！好辛苦喔好可憐這麼年輕，或說你會不會突然昏倒..等等）...
我真的超討厭這樣的反應，我不需要人家可憐我...
我覺得現在癌症普遍，就像生病一樣，沒有這麼誇張...
期望你能多拍片多教育大家不需要用異樣眼光看待🥺

最後我想說：
我們很勇敢🥺一起加油🖤

週三 下午11:59

姊姊您要加油！（不知道您會不會看到）
我媽媽在106年發現卵巢癌三期末，隔年復發轉移第四期，去年車禍斷兩隻手！
媽媽在這5年因為癌症絕望過、面對治療也很痛苦，更不用說去年車禍斷兩支手，生活上需要人家的幫忙！
但是我在身邊陪著媽媽面對一次次得難關，我發現我媽媽除了積極配合醫院治療，更重要的是調適自己的身心！
媽媽化療前前後後也做了30多次，現在也是每個月維持性的化療。媽媽雖然很辛苦，但是她也很努力的吃、維持自己的體力！每天過的開開心心得，想著要吃什麼要去哪裡玩！
所以您一定要把自己的心情調適好相信自己可以的！
媽媽生病的這五年最大的收穫就是，人要活著就要靠自己，面對困境要用什麼心態去面對～開心是一天難過也是一天。就看自己怎麼選擇～
您要加油唷！

週四 下午2:00

芯儀妳好：
我是一名護理師，前天看了妳的影片後，讓我想起在上週我的病人(乳癌第二期，她已離婚和兩個國中的女兒同住，還沒開刀，才準備住院做第三次化療)，她卻告訴我可以放棄治療嗎，我和她聊了一下，並鼓勵她繼續治療。很謝謝妳願意分享妳的心路歷程，透過影片鼓勵其他癌友和家屬一同抗癌，雖然這個過程很辛苦，祝福妳抗癌成功，加油💪

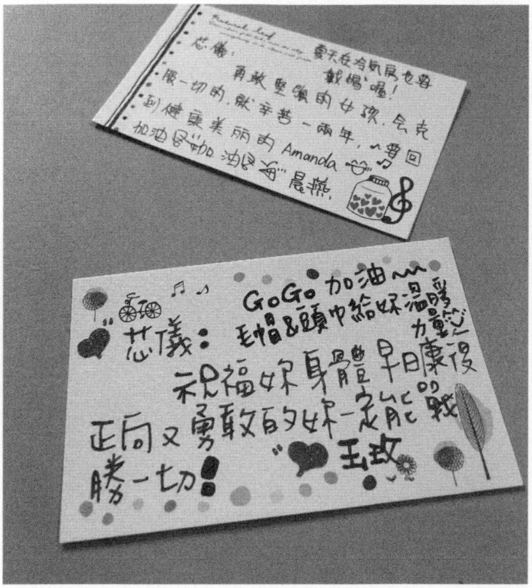
芯儀：
GoGo 加油~
芯儀：
毛帽&頭巾給妳溫暖力量
祝福妳身體早日康復
正向又勇敢的妳一定能戰勝一切!
玉玫

滿滿的訊息與鼓勵，這段時間給予我好多好多的能量。

## 在絕望之處，播下盼望

常覺得我先生是個很特別的人，平常幽默風趣、愛說一些冷笑話（有追蹤他IG的就知道），日常一個急驚風，敢愛敢恨天蠍男的樣子，一副毛很多，這不行那不行，根本人形地雷。但遇到大事時，任何生命中的困擾、考驗、瓶頸，他第一時間想到的都是怎麼幫助別人。

這是真的，很奇妙。

不單是我，周遭的朋友、家人等等，只要大家遇到什麼困難，他想到的都是如何把遇到的經歷、面對的過程，延伸到可以幫助別人。

他覺得人生的考驗都是一個很好的經歷，只要我們有能力，都能轉化成更好的、更棒的力量。

會說到這，就是想跟大家聊聊，為什麼我會決定投身於乳癌防治的推廣。

其實這個契機是二〇二一年十二月確定罹癌的幾天後，雖然當時我跟衛斯理還在衝擊中，但某天他暗暗立下一個心願跟我說：「媽媽，我們要勇敢，我們要堅強，如果有一天，好了。可以幫助這些癌友跟家人的話，我願意來做好事。」雖然內心還是很脆弱、甚至有點無助，可哭了一陣子的他，鼓起勇氣、下定決心，如果神最後賜福給我們，幫助我們走過這生命關卡，要把這一切，轉為好的能量，回饋給需要的人。

當時我十分感動，因為不只他有這個決心，在這段日子裡，我的雞婆性格也覺得，如果可以，我希望幫助到跟我有一樣困擾的朋友們。因為在這高壓社會裡，罹癌的人越來越多，每個人身邊或多或少都有過，不管是家人、朋友還是同事。

不單只是長輩，各個年齡層，都有可能遇到這樣的狀況。當下遇到的那些痛苦、困擾和無助，不管是當事人還是陪病者，那些苦，都會需要一些幫手或者能理解的人。

其實一直有在想，癌症罹患比例越來越高的現代、再加上外婆跟姑姑都得過癌症，癌症的確很有可能找上我（所以我們才會每年固定健檢），也想過可能是子宮頸癌或大腸癌，但誰能想到在三十五歲就找上我，還是乳癌。

但遇到時，除了氣勢，對癌細胞大喊我才不怕你；除了信仰，去試著相信一切會是最好的安排，我想，獲得各種幫助的我，把善的能量傳遞出去，是最好的感謝，沒想到，先生也是這樣想。

雖然在這個衝擊下，很痛苦難受，也盡量穩住腳步整理心情，不讓負面情緒影響自己。畢竟一直困在負面裡，也不太是我的個性（三寶媽時間不允許啊）。同時也理解到，治療的過程中，身心健康彼此息息相關，要轉念把這些變成好的循環，才能有更大的能量對抗疾病啊！

不過，念頭起了，卻還沒想到該怎麼給予真正的幫助，就像拍攝影片是個契機，但那是一種當下覺得「我一定要這麼做」的直覺，一種衝動，覺得做就對了。

因為不想再聽到任何人因為害怕疾病而選擇逃避，放棄了許多未來可能的故事，那太令人心碎，人生不可以這樣啊！（雞婆病上身）

再來，也覺得在別人發現之前，能夠自己開口說是比較好的，不要經由第三人的傳達，或是真的哪天走在路上帽子跟假髮一起吹走被看到（天啊，好糗），所以我要勇敢說出來。但到那時，我覺得這一切比較像是一個起心動念的結果而已。

不過透過影片收到的所有回饋、病友的感謝留言、彼此之間的互相打氣，或者陪病者表示有助於更理解病友的心情等等，這些對我來說像是多的禮物，是bonus，未曾想過，原來那可以成為一種「幫助」、一種「回饋」，甚至就像我上篇文章提到的，感覺是我獲得了比較多的幫助。

就像當時在影片片尾講的那樣：「如果跟我有一樣狀況的朋友，不要害怕不要緊張，我們就是一起面對治療……」，沒想過可以藉這影片給任何人加油打氣，想到的只是一種誠實，面對自己，以及讓這件事情，可以被大家用比較健康正面的心態去面對，不要害怕，是對自己的加油打氣比較多，而不是做什麼宣導。

或許就是一個單純當事人的立場，反而讓許多癌友得到了共鳴，才形成那麼大的凝聚力量。當時我媽媽就說了：「妳這狀況，其實就很像〈聖法蘭西斯禱文〉。」

〈聖法蘭西斯禱文〉裡是這樣說的：

主啊！使我作禰和平之子；
在仇恨之處，播下愛；
在傷害之處，播下寬恕；

在懷疑之處，播下信心；
在絕望之處，播下盼望；
在幽暗之處，播下光明；
人在光明之處，播下歡愉；
主啊！使我少為自己求；
少求愛，但求全心付出愛；
少求得安慰，但求安慰人；
少求被了解，但求多了解人；
因為在捨去時，我們有所得；
在赦免時，我們便蒙赦免；
在死亡時，我們便得重生，進入永恆。(註)

「少求得安慰，但求安慰人；少求被了解，但求多了解人。」這兩句話，深深打動了我，原來是這樣啊，神想要告訴我的是這些。

當我想到的不是「我需要什麼」，是我想把這力量傳達出去時，其實反而，我們會有更多的回饋。當我不是去想著「為什麼我會遇到這件事」，而是想著既然我遇到了，那就做好；既然碰到了，那就勇敢，並且跟著相同狀況的人一起勇敢，這樣，反而獲得的能量會更大。

那個力量好大好大，讓我更想延續下去，把這些感動傳遞給所有人。我們聚在一起，一起。

也因為這樣，我才開始投身乳癌防治推廣。只要時間能力所及，我都盡可能參加。像有一次大型活動，我是早上人在醫院，下午去病友會。當時乳癌防治基金會的夥伴們聽到後，不好意思地說：「芯儀妳怎麼沒跟我們說?!」

我就真的覺得沒關係啊，能做盡量做，雖然周遭朋友很怕我又變回以前那個拚命三郎，不小心就忘了自己，但大家放心，我真的會多注意。

那次活動後，我收到了一個訊息，有一位醫師跟我說：「芯儀謝謝妳，因為妳的關係，在二〇二二年的三月，大家開始注意乳癌的訊息；也有很多病友是因為看了妳的影片決定要接受治療、很多人也會更謹慎注意檢查，這對乳癌防治的推動是很重要的。妳的故事，讓更多人明白乳癌防治的重要性，是令人感佩的無形力量。」

這些鼓勵的話，充滿力量的反饋，是我一次次參加各種活動中，收到一群人一條心的感動。

這些，一次次讓我明白，也許生病是一個考驗，但這些考驗，要怎麼轉化，是看我們怎麼面對。而這些考驗，是討厭，但更是可貴的體驗。就像我前面說的，誰能想到，平常給人家只是幽默有趣、有時又「很天蠍」還會偶爾說我太雞婆的老公，遇到考驗時，遇到低潮與絕望時，他會想到的，是跟我一樣，轉換能量成善意，傳遞出去。還是老公，你要不要承認你內心有個小宇宙，其實也是雞婆的？（哈）

---

註：

全文引用自「維基百科」。

## 低潮，往往在鬆口氣的那刻來襲

「芯儀，妳看起來都好樂觀，難道從確認罹癌那時開始，妳都沒有低潮過嗎？」

在工作的場合，偶爾會有人這樣問我。

我都會笑著說：「怎麼會沒有？從手術室醒來那刻就是啊！」

聽到的人都很驚訝，怎麼會是在手術醒來之後。

乍聽的確奇怪，怎麼不是在初次檢驗出來時？怎麼不是在頭髮剃光時？也不是在思考要不要割除雙乳時？我接受了術前輔助治療，進行數次化療讓腫瘤縮小，才進行十七小時的開刀手術，幸運的是達到病理完全緩解。然而我的低潮，竟是在手術室醒來，成功切除完癌細胞，只需要等一週後檢驗報告做最終確認時。

對，不要懷疑，就是那時。

當我一個人在醫院醒來，那些疼痛腫脹，跟鬆一口氣的感覺後，就是很深很深如同沼澤的低潮襲來。

我的意志力暫時退場。

之前的我繃得好緊，這段時間死都不肯鬆口，怎樣都不願意負面，深怕說了什麼壞的就靈的堅定，在這瞬間緊張消失的那刻，陷入低潮。

就像奮力跑到終點的運動選手，突破終點線之後，立刻躺在地上大休息，徹底放空。

我的意念腎上腺素消失，感受到純粹地疼痛，凌晨六點，我說話只剩氣音，有氣無力，滑著手機都看不清楚。那樣的難受，感覺身體沒有一寸是自己的。

虛弱、咳嗽，有痰，有氣無力、好喘……抵抗力低下讓我擔憂確診新冠肺炎的可能性，雖然已經快篩過沒事，那些不安跟無法控制自己的挫敗感還是困住我。

醫師要求我第一天要坐在床邊，第二天可以下床走，但實際上我第一天坐起來就往後倒，暈到不行，更遑論第二天要站起來。面色灰黃的我，頂著個光頭，插著很長的管子吸藥，根本像是清朝抽大煙的毒癮犯。

我拿著鏡子看自己，心想「還好我手術前有去霧眉」，不然現在的我，究竟會是什麼樣子？虛弱到還要連續輸血兩天，那個信誓旦旦對癌細胞說「我才不怕你」的女人究竟去了哪裡？

唯一的一點點力氣，我給了朋友老蕭和 Summer 姐。醒來時看到，他們在手術過程中，留了語音訊息問我好嗎？我知道他們的個性會不睡等著我，趕緊用一點點的力氣回覆他們，「我手術成功了。」

「妳趕緊去休息啊！妳都已經那麼不舒服，妳趕快照顧好自己不要管我們。」他們聽到我手術成功鬆了一口氣，也擔憂我的虛弱語氣，慶幸自己熬夜等著我，等到了好消息。

真的很感謝老蕭和 Summer 姐的善良，那段時間，他們也曾經用音樂安慰著我，用他們自己的方式想要給我很多力量。對於他們的支持，即時回覆，是我覺得那當下唯一能做的事情，好討厭自己現在虛弱又無力的樣子。

後來回想起來，有餘力討厭自己，或許是一種福氣吧！
因為那刻，我終於有心力去審視這樣的自己，但也好累好累。

怎麼會是我呢？
為什麼要面對這一切？
怎麼會如此疼痛？
什麼時候才會好啊?!

負面風暴排山倒海而來，之前《ㄧㄥ住的東西全都不見了。一個人的恢復室裡，我與我的低潮，初次面對面。

不過也該如此吧。

人，不可能永遠只有正向。擁抱自己的負面跟痛苦，是我這段時間學會的。我願意告訴先生我的不開心，知道生活不可能只有忍耐，告訴自己要多吃健康的食物，那些讓身體健康精神好的超級食物跟健康食品，不是只給老公孩子的。

孩子可以偶爾起床氣，先生忙亂時也能急驚風。那麼，當我打了一場大仗，身心想低潮，我們也擁抱低潮吧。

真的是辛苦了我的身體。

才使用了三十六年，就經歷了如此驚心動魄的一遭，但謝謝妳對化療反應這麼好，癌細胞乍看都殺光了，後續的檢驗報告還沒來之前，就一起低潮吧！

十幾個小時手術中，我沒有意識面對這些衝擊，而今一個個襲來。但，這或許是最好的身心排毒。

每個人低潮來臨的時刻不一樣，是因為性格不同。所以想跟大家說，不要只看到我勇敢堅強的一面。雖然我收到的能量很多，但也是有突然無助的時刻。

說好了要讓自己與身心好好共處，那麼，在面對低潮時，自然可以好好面對，好好生氣吧！

討厭這樣的無法控制，討厭這樣的身體，討厭躺在病床上，討厭為什麼生病的是我？

看著腫脹貼滿膠布，卻又沒有任何知覺的胸部和腹部，我問自己：「難道我這一生就這樣了嗎？」難道胸部之後就這樣沒有感覺了嗎？我還能像從前一樣嗎？別人會怎麼看我呢？

傷口讓我瞬間沒了自信，這跟我想像中的手術，完全不一樣啊！

但是，坦然地討厭，坦然地沮喪，不逞強，然後讓這情緒順其自然地過去。無論什麼時刻，其實也很好啊！因為，這樣才能好壞一起擁抱，不是嗎？

你可以喜歡自己，當然也可以偶爾討厭自己，也可以偶爾焦慮。

而且三頭六臂的媽媽，me time 真的少得可以，那些自憐自艾自怨，或自戀的時刻，往往都瞬間而已。

就像手術後沒兩天，低潮沒兩下，我就要趕緊把這一切放下。

因為，全家就在此時送了我個奇妙的大禮。
他們，居然都確診了！

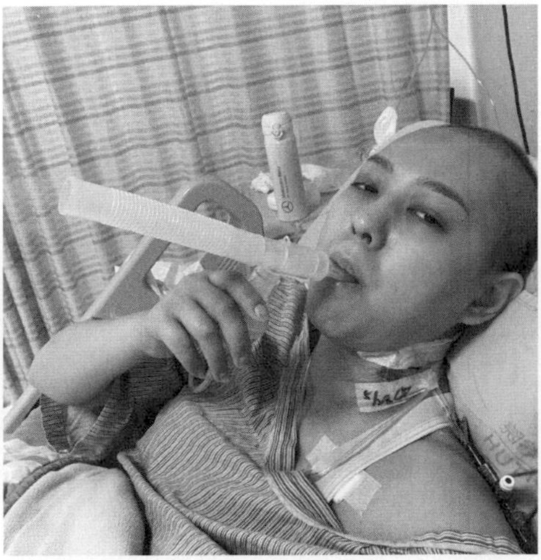

這是五月二十八日手術結束後拍的，我當時真的很像抽大煙的毒癮者啊……
再怎麼低潮，自嘲的心，還是不能忘。

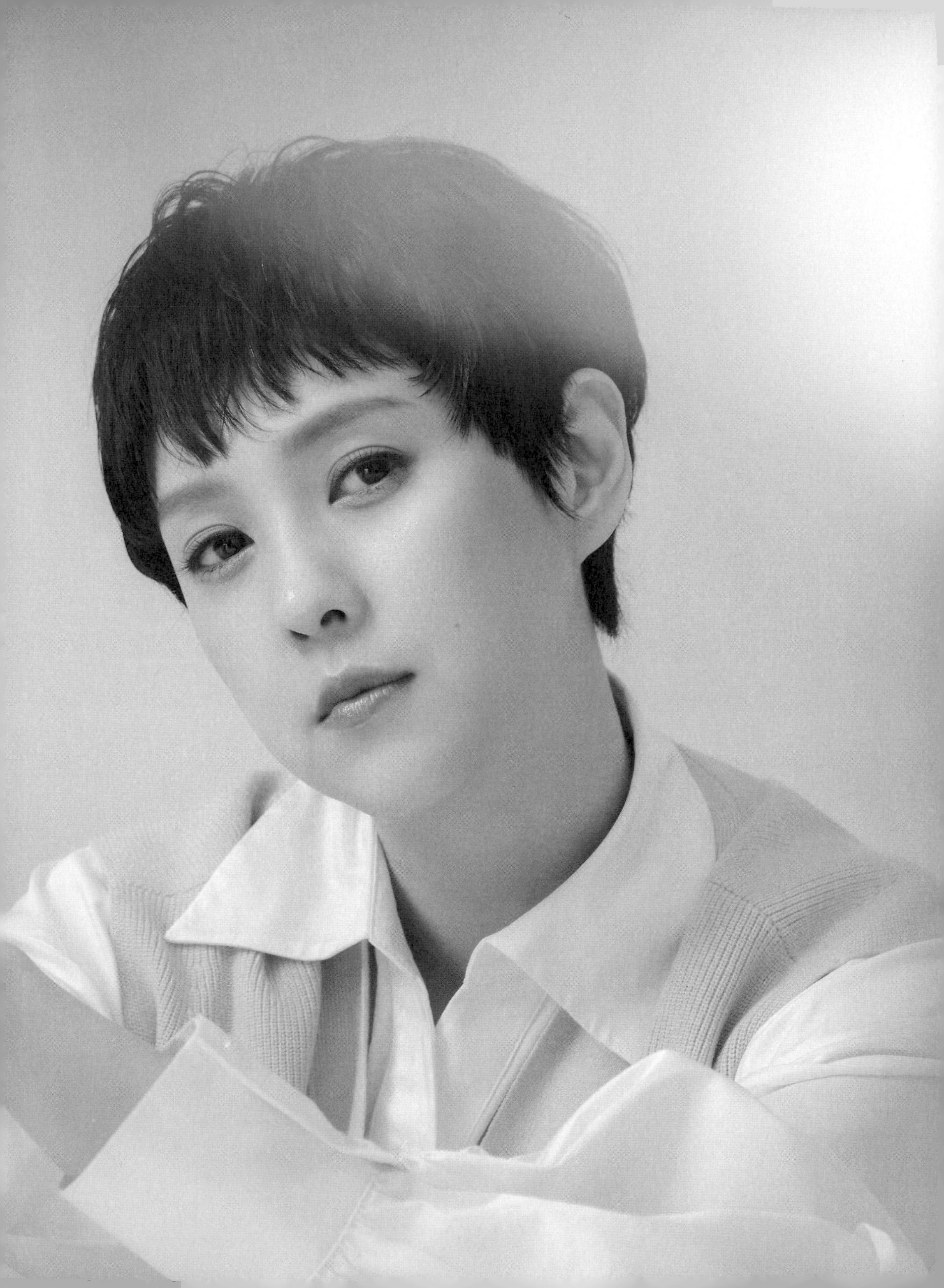

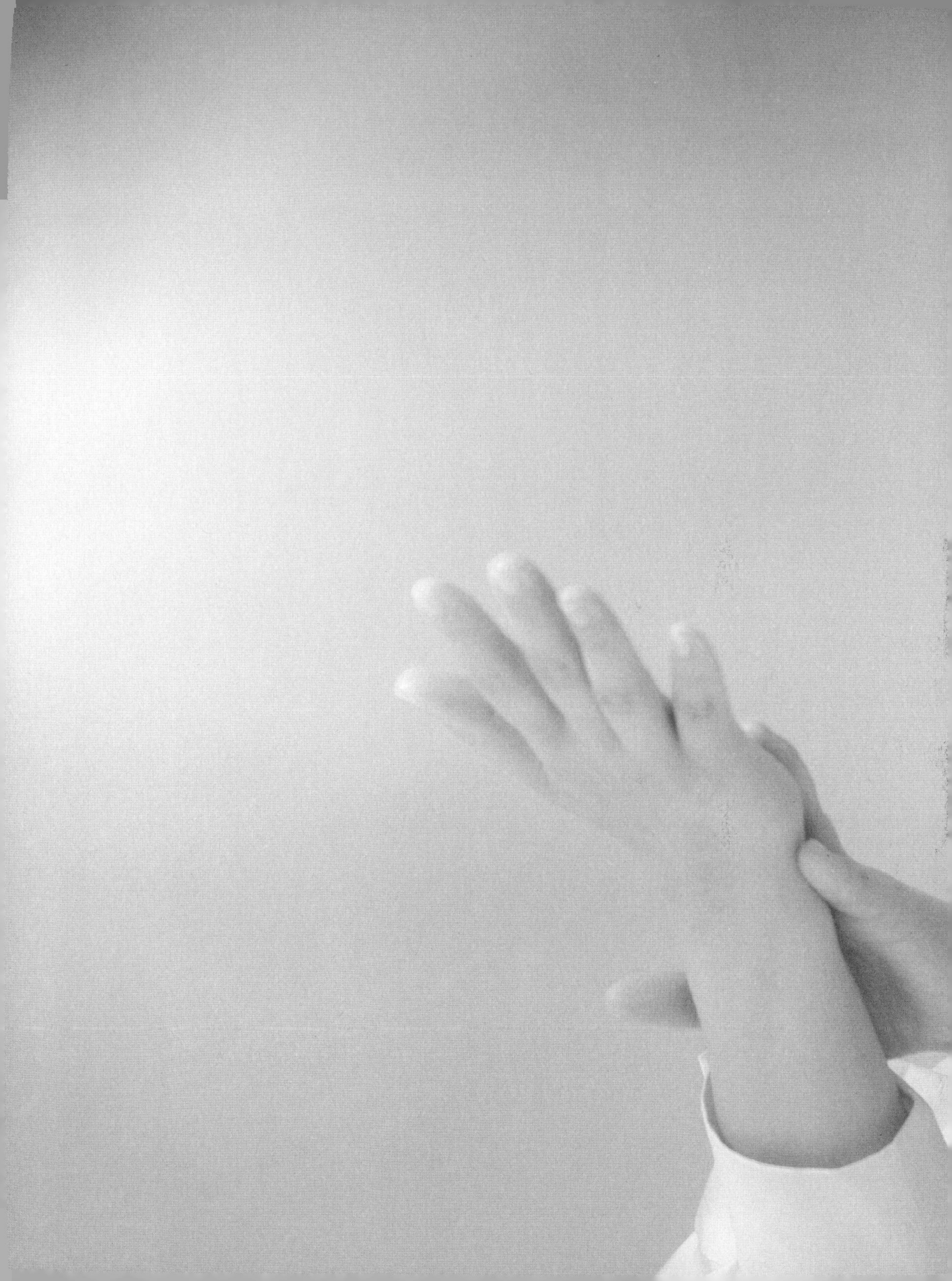

## 突如其來的 me time

大家都說長遠看這是好事，我也知道，但當下還是有點傻眼，就在我手術結束沒兩天，全家除了我，居然都確診了！

二〇二二年五月，疫情高峰期間，醫院管制森嚴，五月二十六日我住進了醫院，準備隔日的手術。在十幾個小時的漫長手術後，我恢復意識稍微休息，還躺在床上輸血的第二天。五月二十九日，先生衛斯理來醫院看我，本想再稍微休息幾天，應該就能恢復正常、出院跟家人團聚。想著再過不到兩週，就是女兒的生日了，該怎麼幫她慶祝好呢？我要好好把體力養好，跟家人一同慶祝。

慶祝我的重生與我們家女兒的生日，慶祝我們終於走向了下一步，慶祝我那個如同沼澤的小小低潮，沒有變成流沙吞噬了我，讓我在幾天內，在朋友家人的愛與支持下，跟體力一起慢慢恢復。

沒想到，五月三十日，先生傳訊息告訴我，兩歲多的女兒確診了。收到消息的時候，主治醫師剛好也在，很驚訝地說：「他昨天不是才來嗎？」然後瞬間往後退了兩步。

這邊要謝謝老公的提早安排，一開始我們在安排手術這段時間該怎麼做時，我們就決定由他照顧三個孩子，而在一些陰錯陽差之下（這邊讓我先賣個關子），我們決定申請醫院的專業看護代為照料住院的我，他則是專心照顧小朋友，減少小朋友在家中的緊張，再另外抽出時間來醫院。

三十日那天，女兒有一些感冒症狀，他當機立斷幫女兒快篩，確認為陽性，確診。他的謹慎避開了很多不必要的可能意外，但我心中也一沉，兩歲多的小女兒確診了，勢必先生跟另外兩個兒子也無法避免。

再者，不能排除接觸而感染的可能性，才剛過一個大關，新的一波緊張又上來。說真的，我們過的是人生，又不是拍電視劇，沒有收視率壓力，不需要這樣一波波高潮迭起，也太刺激了。

很謝謝醫師、護理師還有專業看護的協助與幫忙，讓我身體復原無後顧之憂，但思念家人的心、想要馬上恢復健康飛奔回他們身邊的願望，卻被「兩條線」阻撓了。

我當然知道，疫情肆虐，即便再怎麼謹慎，還是難免；理智上也明白，如果他們在我出院前都先確診，我回家後的頭三個月，在家中染疫的風險也降低許多，大家都會比較安心。

不過當下真的還是有各種緊張，少了家人陪伴的寂寞、頭幾天的可能觀察期，都是我獨自面對（我觀察幾日後確認是平安的，再次感謝先生的當機立斷）。

以往總是說家裡太熱鬧，好想有點 me time 的我，這時間，突然收到這份大禮，有點不知所措。

小兒子三十一日確診，大兒子六月一日確診，先生意志力很堅強地撐到六月三日。本來打算要回娘家休養的我，在這疫情高峰期，母親也難以倖免地在六月三日也確診了。這時，我就只能住到旅館，一邊休養一邊等待家人的康復。

那段時間好多人確診，讓許多計畫都趕不上變化，前面說到的陰錯陽差就是如此。

本來五月初想好的作戰策略，是我妹來醫院陪我，我老公在家陪小孩，結果我妹在五月中先確診了，十四天的隔離期，沒辦法協助我們；想著備案，或許能請婆婆幫忙，偶爾先生來看我時，協助照顧小朋友，稍微分擔？結果婆婆也確診在家隔離了。

雖然當下還是替自己打氣說，有專業看護照料不需要太擔心，小朋友交給衛斯理就好，休養幾天我就可以回到家中一邊慢慢養體力，一邊歸隊和先生共同照料小孩。

沒想到最後連先生跟小孩都確診，家族支援戰線全部瓦解，我跟先生在那瞬間都崩潰了。三個小孩出生到現在，我們都是一起照顧，一起養育，即便偶爾會有對方出差、或者我要住院等，才會暫時需要一打三。現在這樣一個人照顧三個小孩兩週，相信對所有有養育經驗的人來說，都知道那有多辛苦；再者，他們又在確診當中，根本不可能有外來的支援。

而我，手術完畢才剛從如同大浪席捲而來的低潮跟身體一起慢慢恢復，卻又突然接到了一個震撼彈。雖然結婚當媽媽這十一年來，也是想過如果能夠偶爾有屬於自己的時間該有多好……但，不是現在啊！

當時我傷口的復原狀況也不是很好，一度好想求醫師讓我多住幾天，如果能住到全家康復時再回家該有多好！

在外面疫情肆虐的當下，醫院是最安全的地方，也可以讓傷口恢復不太穩定的我，能好好靜養。但也明白醫院的辛苦，即使醫師和護理人員都很心疼我、很照顧我，把醫療資源給需要的人，在當下是十分重要的。

於是我就自己找了一間旅館，隔離了一週。

這邊要特別謝謝我的大姑賈靜雯（衛斯理的姊姊），在這疫情緊張時刻，當時抽空開車來醫院接我，姊夫修杰楷也在這段時間幫了我們很多忙。為了要讓彼此有個照應，我就訂在她家附近的飯店居住，她更不時關心我是否需要幫忙張羅些什麼，讓我雖然一個人住在飯店，也可以安心。

六月五日出院的我，又自己隔離到六月十一日才回家。

這一週的 me time 裡，飯店的餐飲跟我居住的環境都很不錯，我其實是可以自由行動的。但保險起見，我都是待在房裡叫外送，飯店的服務很貼心，知道我是來休養，特地幫我選了有 view 的房間，而且隨時都有客房組人員親送服務，雖然是自我限制了一些自由，如果不把自己的心情放在「隔離」跟「擔心確診」上，其實是很舒適的地方。大姑和我的朋友們，時常外送些美食犒賞我；房間裡，還有好友特地送上的一盆花，安撫我被隔離及手術後脆弱的心。

可在這時候，我才發現，原來我一點都不喜歡什麼 me time，不喜歡自己一個人住飯店，除了畢業旅行之外，從來沒有這樣獨自居住。而且前幾天晚上我根本睡不著，眼睛閉上就睜開，一天要跟他們視訊好幾次，看到女兒不太想理我，媽媽玻璃心碎滿地。

我一點也不適應那個難得的 me time，比起這些，更喜歡一早起床有點吵鬧的家。

早上準備早餐、叫三個孩子起床，偶爾會有起床氣的大兒子、乖巧貼心老是很準時的二兒子、愛撒嬌的小女兒、稍晚起床梳洗完畢會送小孩去上學的先生。喜歡他們下課下班時，一起吃飯、晚上哄著小孩睡覺，先生加班晚了回來時我煮宵夜給他聊聊天。

原來我想要的 me time，只要是在他們出門之後，我忙著家務，稍微休息那段時間就好。那些一通通會中斷我休息、詢問大小事的電話，每天跟娘家、婆家的家人還有工作上的朋友、學校的老師跟家長們往來的大小事，都是我生活的養分與甜蜜。

被家人朋友包圍凝聚著，有好有壞過著日子的我們，那才是我要的。一個人，原來對我來說，這麼孤單。

全家恢復健康解除隔離的那天，剛好是女兒的三歲生日。

這個驚險刺激的番外篇，的確讓大家可以減少擔心傳染給我的風險，而且最棒的是，終究一起健康團圓，慶祝這一天的來到。

小女兒的生日，與我的重生日。

## 生活不會因為遇到考驗，就按了暫停鍵

女兒生日前，我去醫院看了檢驗報告，本來擔心要不要多在飯店自我隔離三天，但當下醫師跟我說「面對未來的生活，要保持著平常心」。家人已經康復，而我也經過多次快篩確定無礙，是該好好回到正常生活，迎向下一階段了。

手術後第一個月，身體的不舒適，還有鏡子裡身體的變化的確讓我很不適應，再加上家人的確診，讓我從各種低潮、衝擊中，緩慢地找回自己。可我也明白，體力不是說復原就能復原，是要慢慢回復的。

住在飯店休養那期間，雖然大部分都待在房裡，我還是會讓自己慢慢走、練習走，後期狀況比較好時，慢慢到一樓大廳散步。我不敢去健身房，不讓自己躁進走跑步機。

後來有工作夥伴問我，就這樣在飯店彎著腰慢慢地練習走路，不怕旅客側目、或認出我是誰嗎？我笑說，當時是疫情高峰期，大家幾乎都在家，隔離飯店除了少數旅客或需要自我隔離的人，根本沒有什麼人啊！

我擁有了一個舒適練習的時間，才能這樣一天進步一點。罹癌並不會讓時間暫時停止。

很多時候在受到生命中的重大衝擊時，我們的感受很像停止了，但事實上，很多事情都是持續發生著。

原先我預計，休養一個月後，就回工作崗位，實踐醫師建議的「平常心」，但一個多月後，七月中，我外婆過世了。

外婆的過世，因為這些年她的漸漸虛弱，家人們很早之前就有了點心理準備，但事情發生時，心中的悲傷不捨還是很濃烈。

忙著外婆七月底的喪事，整理好身心健康跟安頓好家裡……

每次在清晨接到電話時，我總是很緊張。那天表弟哭著打給我，通知我外婆走時，就是在早上。

其實外婆罹患阿茲海默症好幾年，理性來看，走了對她是種解脫。她一生不與人交惡，凡事以「忍」為先，也是因為她，再加上之前看到個性壓抑忍耐的女性容易生病時，我才想到，是否該改變自己的心態，不要隱忍求全。

她是個自律甚嚴的人，卻對周遭的人非常好，鄰里都很喜歡她，還曾經當過鄰長。我最心疼她是在後期，愛乾淨的她，常常忘記自己是否洗澡、洗手，她覺得整潔是一種自律跟禮貌，於是她就一直拚命洗手、洗澡，洗到皮膚都過敏脫皮，這樣更覺得自己不乾淨，像是得了強迫症一樣，持續洗手跟洗澡，看著她原有的規律人生漸漸失序，我好心疼。

我一直很在意沒有多陪伴外婆，但因為對她的愛讓我有一點抗拒逐漸陌生衰退的她，讓我無所適從。後來，當我安置她到新家時，在心底好好跟她說了許久。

後期的外婆，突然變成一個時常有怨言的人。她還記得我，但總是忘記有見過我，而我也不捨告訴她我的病情。這一生的好好小姐，到後來變了另個不一樣的人。

阿茲海默的陌生，最終外婆那些不開心的話語，是她以前曾經埋在心底的嗎？我永遠不知道。

緊接著，是我的姑姑，在兩個月後，也因為癌症復發離世。而我在術後恢復的過程，到八月底回到工作崗位前，也確診新冠肺炎。

說到確診，岔題一下說個有趣小故事。

化療不只是掉光頭髮，同時是全身毛髮都掉光，所以，我是沒有鼻毛的。在這樣只要在冷氣房，天氣變化大，像鼻過敏般流鼻水是很正常的。

在忙著外婆離世的手續事務時，我一直以為自己是沒睡好、加上過敏，體感沒有太大的變化，是在要外出，進行定期快篩時，才發現自己確診。

術後的新冠確診，沒我當時在醫院裡想像得那麼可怕。

這一個多月來，好好地與身心共處下，我的抵抗力，協助我平安過了確診期。

只是，這一件一件大事小事來臨，讓我對生命有了很不一樣的看法。

生活不會因為遇到大事就按下暫停鍵。

人生還是要繼續的。

在這個抗癌的過程中，我還是會遇到許多親友的生離死別；

也跟這個世界一同對抗著疫情。

但我也發現，癌症不是什麼絕症，在正確的醫療下，我們是可以再次重拾人生的。

只是這些生與死的衝擊，讓我想到「當下」的重要。現在我好了，那未來呢？

我面對了外婆與姑姑的離世，全家人一起平安度過新冠的考驗。對於孩子的未來，我也有了不同的想像。

以往總覺得他們要很努力啊！拚命幫他們找到最好的學校，也希望他們考好成績。

但是否要讓他們快樂就好？考試成績跟身心健康，哪個比較重要呢？

醫師說，要有平常心，跟回到日常的信心。

對，我相信這是重要的，但我想每個在生命起伏中走一遭的人，更會明白，當下的珍貴與重要。

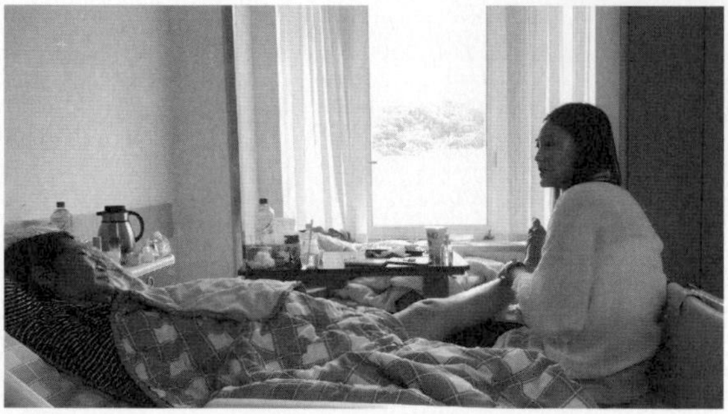

這是我的姑姑，最後在病榻上以及按摩著姑姑雙腿陪她聊天的妹妹，無論如何，美好的回憶，永遠不會消逝。

## 小肚子立大功？

手術一週後，我拿到了癌細胞的化驗報告，報告說，裡面只剩原位癌，所以手術時就已經成功取出了。

原位癌（Carcinoma in situ），在維基百科上是這樣說——已被發現有惡性腫瘤的特點，但還沒有入侵其他組織的腫瘤。

也就是說，我的癌症經過化療沒有擴散，它乖乖地待在原有的位置，也在化療跟手術的支援下，離開了我的身體。

接下來我就剩下預防性標靶，跟乳頭乳暈重建手術。

乳頭乳暈重建手術，是因為手術當下我選擇不保留乳頭乳暈，所以等到第一次手術狀況穩定後，才能做接下來的重建。而我切割後的乳房，則在是在手術時，從我腹部的皮瓣跟脂肪去修復。

這輩子我初次對我的小肚子充滿感激。

生了三胎，以往平坦的腹部，彷彿是昔日的戰績，這些年來，不管怎麼努力運動、控制飲食，小肚子老是牢牢地跟著我；甚至常被計程車司機誤以為懷孕中……

沒想到，最後被厭棄的小肚子居然幫了我一個大忙，一同轉了個身分，迎向了第二人生。

要不要去做乳頭乳暈重建，其實是看個人選擇。當時我也思考了一下，因為重建是屬美容範圍，無關健康，但我覺得這次生病給我很大的體悟——所謂健康，是身心一起，那才是真正的健康。

要快樂、要漂亮，要過自己喜歡的生活。不是每天把自己當作拆彈專家，到處解決各種疑難雜症；或是路見不平的俠女，努力為了自己愛的人打抱不平。

所謂快樂跟紓壓，不是忙個半死最後吃掉一大塊的蛋糕，或者是身體不適時，吞個幾顆頭痛藥、吞幾顆感冒藥趕緊壓下去，撐著身體自己力拚。

去過自己想要的生活、喜歡的日子，是重要的。所以我也決定，在二〇二三年八月時，我要接受這個手術。

這個啟發是來自於我姑姑，從小習舞的姑姑因為愛漂亮不敢化療，對癌症的治療過程很抗拒，到離世前才覺得，也許生病可以有其他選擇，不應該那麼害怕。

我也知道，很多女生會以為得了乳癌以後身體會陌生、會變醜，台灣的健康醫療跟美容醫療都很發達。其實我們擁有很多可能。

乳頭乳暈重建手術，要是以前的我，絕對不會落落大方跟大家討論這些，女孩子總是會怕羞。但拍了影片說出自己罹癌的那刻開始，我聽到了太多的故事，太多的躊躇不安跟憂心，跟乳癌基金會合作的日子，看到許多病友，在回歸日常的過程中，要面臨的思量與困境，讓我決定要更健康地看待每個過程。

不管是化療、標靶、手術還是重建，甚至那些因為化療或標靶而導致的一些身體副作用，我都想要坦然地跟大家討論。

沒有人想生病，但遇到了我們就去坦率面對，不要讓它變成難以啟齒的事情。

假髮戴久了就是需要洗，抗癌的過程中，我們就是會遇到一些落髮、味覺失常、皮膚過敏等等，這些不舒適的狀況，也有專門協助癌症患者的皮膚科等專業人士可以協助治療。

重建術也是。

生病不能剝奪我們渴望美跟愛美的心情與權利啊！
化療副作用帶來的水腫、陌生與醜，只是短暫的。
手術切除癌細胞導致的身體變化，也可以進行重建。

這些比起失去生命，真的不算什麼。

乳頭乳暈重建術，跟乳房重建，都是很好的協助。生病不是自己做錯什麼、不是被宣判了什麼。

就像拯救了我的小肚子，也讓我驚覺，女生要更多喜歡自己一點。
以前我多討厭它啊，但再討厭，偶爾壓力大還是克制不了自己喜愛甜點舒壓的瞬間啊！

以前我拚命想甩了它，再累都要去健身房，為了讓自己成為某種世人眼光下的標準美。

連睡都沒睡飽，還想著要拚命健身，對自己、對身體，一點都不好。

小肚子最後居然助我一臂之力，在我重建乳房時，有了很大的功能。

也因為這樣，手術後，有時女性朋友關心我的身體健康跟狀況，我私底下會不吝於讓她們去認識、去理解。

我不見得會讓先生看到我每個過程，但我想你們可以理解，那是男女有別，或是有時夫妻之間，還是想要保有一點神祕感。

但我想要坦率記得這些喜歡跟討厭的時刻，我也決定，要好好喜歡自己的身體，量力而為。

吃好、睡飽，適量的運動，放下這些年總是照著鏡子想著自己哪裡不夠好的瞬間。

其實，我們都很好啊。無論怎樣，當好好善待自己時，我們都是很好的。在治療的過程中，甚至在日常生活裡，你可以決定自己想要什麼。

就像我決定要乳房乳暈重建，你如果想要做醫美或什麼，也是可以。或者如果同樣狀況的你，不想這樣做，也很好，都是自己的選擇。

生命不是只有一個樣子，但好好生活跟健康，是唯一答案。

放下討厭自己的不完美，不要去在乎那麼多別人的眼光與評價，就像誰能想到，瘦不下來的小肚子，會在關鍵時刻，立了大功呢？

## 生病，讓我成為更好版本的我

在我剛生病時，因為以治療為優先，許多事情順序都跟以往不同。周遭的家人朋友夥伴，多數也讓著我。不過，都說了要平常心，當手術順利結束，癌細胞切除成功，回歸日常，是必然的。

一開始大家對我還是呵護至極，但我也沒辦法一直維持這樣。我覺得生病是個歷程，過完了就是回到正常生活，不要對我過分小心翼翼啊。

所以當家裡的事情忙完後，八月底回歸工作崗位時，我也繼續擔任孩子學校家長會副會長，也著手開始寫這本新書。

我不會說一切回歸如常，因為許多事情還是有點不一樣。

生病有時或許是上帝給妳的一個重考，讓妳有另個機會，可以更好。現在的我可以說，生病，讓我成為更好版本的我。

譬如，以前我老是說什麼都我來，如果跟別人一起忙一件事，我發現對方比較忙，或是無法即刻反應過來，我都會全攬到自己身上，但現在就不一樣了。

即便對方忙，但我日常也有很多事情啊，分配好的工作，就是各自負責，除非對方真的忙不過來，開口請我幫忙，我當然會樂意協助，可肯定不會自己把所有事情搶過來。當然，因為做了這個決定，如果事情不如我所想，我也會放寬心，讓事情不盡然美好，讓每個人都擔任好自己的角色；這是他們的課題，我不該妨礙大家成長。

還有更大方展現自己的情緒。

前面有說到我會開始畫好界線，直接跟先生說「我不喜歡這樣」，不是忍耐到一個極限就爆炸，而是覺得不適合時，就適當表達。我不會因為認為自己生病了，先生就要永遠讓著我，人是互相的。但相對我也會調整我自己的態度，彼此之間才能有更好的共鳴。

我最愛的甜點，當然會吃啦，只是我也記得要吃健康食材，吃得好、吃得健康，偶爾放縱一下沒問題。

記得喝水、睡得飽。

隨時隨地帶著一公升的水壺提醒自己喝水，不要因為忙碌忘了自己，不管怎樣排序重要事件，絕對不能把自己排在最後一位（無論你有沒有生病、自覺健不健康，這都很重要）。

二〇二二年是個好辛苦、好辛苦的一年，我用了好多時間修復身體，連頭髮都長出來了（笑），甚至手術過後，還在修復的路上邁進。

可這段日子讓我明白，就算我們不完美、也能學習活得自在。走過這段經歷，讓我決定不拚五年或十年存活率，就是讓自己開心地去活每一天，然後跟往常一樣，給我的任務就盡力去完成。

跟往常不一樣的是，我要把自己排序放前面一點，我要懂得放手，也要懂得在心裡覺得不舒服時，不要用「忍」或瞬間爆炸，來面對一切。

我要更坦率，更誠實。

非同溫層不用勉強往來，不喜歡的事情就健康面對。

人生的其他方面，也開始進行了很多解鎖，像是，跟老公去日本小旅行時，以往總是要跟他同進同出，即便犧牲自己想做的事情，也覺得要一起行動的我，這次不一樣了。

我們的東京走走逛逛美食之旅，在某一天跟老公約好去逛街時，突然下了雨，一直覺得好可惜還沒去逛藥妝店的我，藉機跟老公說：「反正我們手上只有一把傘，你先去，我自己隨機行動好嗎？」

以往，我一定會選擇拜託他陪我去逛藥妝店；或者我跟著他逛他的愛店，最後放棄自己喜歡的行程。

無論哪個決定，往往多少都會有些不開心。

但我也知道，直接說「我要去逛藥妝店」這種突然跟以往完全不同的重大宣言，對他來說或許太刺激。

天公作美來了一場雨，讓我可以順勢表達我的想法，衛斯理覺得大雨之中我陪著他這樣走走逛逛、一間一間換，的確對我來說有點不方便，覺得我這建議很好。

而我自己就去便利商店買了把輕便雨傘，在飯店附近的藥妝店採購時，還意外碰見我旅居國外的堂妹，正巧來日本旅行，當天下午還享受了久違的兩人下午茶。

生病給了我更多嘗試可能性的勇氣，想要去解鎖各種從前沒嘗試過的事物。沒去過的地方、沒試過的食物、沒想過的相處模式。

對待孩子也不是每天站在廚房對他們喊著：「快點～要遲到了～我要生氣了～」

我也未曾想過，會投身於乳癌防治的推廣。

生病之後，我開始思索，人的生命時間無法自己決定，如果我只能活短短的數十年，那我還是希望能用微薄的力量，幫助那些正在跟病痛對抗的姐妹們。

小時候看見外婆乳房全切後，胸部上長長的疤，好像烙印在我心上一個悲傷的印記。

但時代不同了不是嗎？生病為何會讓我們變得更差，而不是成為更好版本的我們呢？

人生的考驗，是好是壞，永遠掌握在自己手上。

如果只看到壞的地方，就永遠錯失，那個變得更好的機會了。

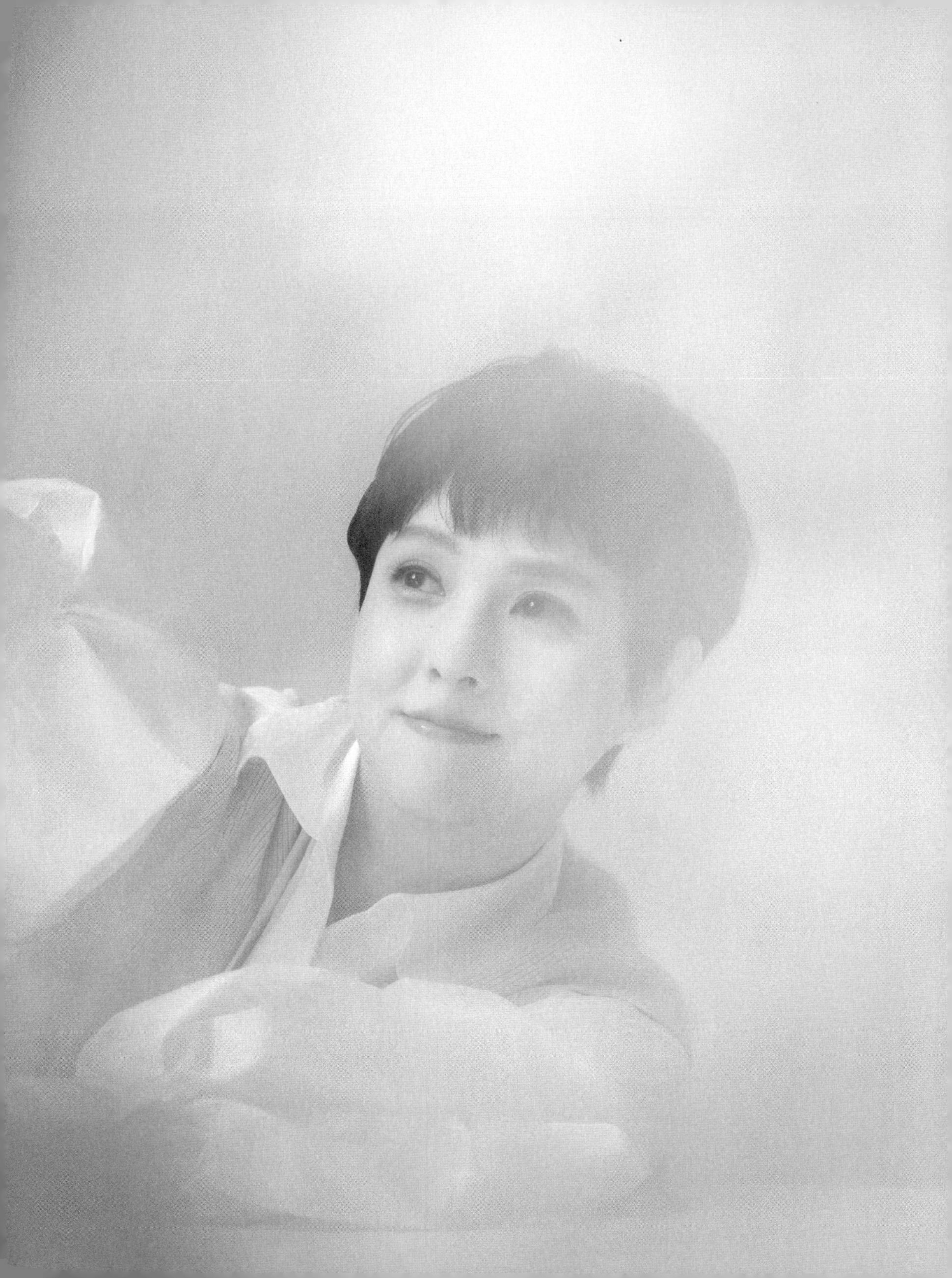

## 我的姑姑

我的姑姑表面看起來是個大小姐，家裡四個哥哥跟一個弟弟，她是唯一的女生，所以大家凡事都讓著她。

她很漂亮，年輕的時候學舞，給人的感覺，就是那種享受人生、喜愛美食、愛漂亮、被疼惜的女生。

因為她跟姑丈結婚多年沒有生小孩，所以她總是很疼愛我，小時候，有些不敢跟媽媽說的話，反而都能跟姑姑說。

姑姑的溫柔，讓人安心，她的風趣，讓我願意把許多不敢跟大人說的話，全說給她聽。

巨蟹座的姑姑，看起來如此爽朗、直率、被呵護，根本是朱家小公主一個，但其實，她這個人，為了愛可以奉獻一切，就是以前常被人開玩笑說胳臂往外彎，在家大小姐、談戀愛卻什麼都好的戀愛腦。

終其一生，她總是把姑丈照顧得好好的，那有多好你們知道嗎？就是當她生病時，姑丈到醫院照顧她，連蘋果皮都不會削；要準備到醫院的衣物用品，姑丈都找不到，要一直問姑姑東西在哪裡。

看著姑丈無助又難過、很想幫上忙的樣子，其實我們都很心疼。

很多女人都這樣對吧？結婚前，可能衣服都沒洗過，有的甚至碗都不會洗，一旦戀愛腦上身，變成別人的女朋友、太太，什麼都一把抓。

我們被教育這是「愛」的表現，但愛真的就是為了所愛之人做好一切嗎？

她跟外婆，對小時候的我來說，是做人處事的指標——外婆待人親切，身為鄰長熱心服務，大家都依賴她；姑姑跟姑丈鶼鰈情深，凡事都替姑丈著想；以及她們為了大局著想，即便平常表現得很直爽，都還是會忍耐的性格。

無論是好好小姐，還是別人眼中的大小姐、小公主，忍耐，似乎是許多女性認為面對愛跟為了大家好的萬靈丹。可能只是會跟姐妹淘們吐吐苦水、從不想要真的去改善問題本身，覺得事情不會改變，只有自己轉念。但這樣真的好嗎？轉念跟忍耐，是否不同呢？

這樣的想法，尤其在外婆跟姑姑在二〇二二年接著離世後，以及我罹癌的過程中，讓我開始深思這件事。

姑姑跟外婆的離世，對我來說是接二連三的打擊。因為她們兩個就是家族中唯二得過乳癌的親人。而當時我剛開完刀，正在復原的路上。

發現罹癌後，我在做癌症功課時，不只一次看到，「壓抑」其實也容易誘發癌細胞這觀念。看著姑姑跟外婆，以及過往總是以忍耐求和平、為了愛情可以奉獻一切的性格，不免開始覺得，或許就是這樣。

我記得姑姑最後清醒的時候跟我講了一句話：「三三，妳要好好地活下去！」

這句話蘊含多少無法活下去的無奈，就有多深的祝福。那一個月，偷偷被醫師宣判只剩一個月了的姑姑，有次在我去看她時，默默地哭了……

她說，她真的沒有想到這麼快……

那時我在想，生命就像沒了感覺、硬要分手的男朋友一樣，就是要走，就是不肯停留。

但也好險醫師先預告了，讓我們都能輪流來陪伴姑姑。

當時我一下通告就是直奔醫院，陪她吃個飯、幫她按個摩才走。

剛開始她還能離開病房去中庭走走，到兩週之後得坐輪椅才能下樓，還得戴著氧氣罩供給新鮮的氧氣。最後，她陷入了肝昏迷狀態，全身變得蠟黃，神智不清，腹部漲大像懷孕後期要臨盆的孕婦，重建那側的假體也在胸部中被撐破，呈現詭異的形狀，要穿最寬鬆的衣服才能裝得下已被癌細胞占據的身體……那種心痛的無奈……

就像愛漂亮的她，年輕時就很抗拒化療，怕醜，怕不好看。「得體」似乎是她生活中最重要的事，所以當時只選擇了局部切除及口服藥治療。而這次，當發現復發末期時，她仍舊拒絕了。

我曾經問過她，為什麼不肯接受化療，她只說，她不願意僅存的幾個月在痛苦中度過……我問過醫師，醫師說那是每個人的選擇，我們要尊重。

我很心疼，但我懂她想要在最後的過程中，大家記得她漂亮的樣子，她不願狼狽的一面被我們看到，但生命最後的疼痛與壓抑，每每看在眼裡，都好難受。

姑姑到最後走的時候還是我發現的。

我發現她呼吸胸口起伏很微弱，問醫院是否可以給我們監測心跳或呼吸的儀器協助，但被拒絕了，只好不定時用最原始的方法探測一下鼻息。就在某個瞬間我感受不到姑姑的起伏，我叫我堂姊來看、找醫師來看，得到的就是深吸一口氣宣判她的人生終止在這一刻！

隨即而來的悲傷和眼淚好像停不住，排山倒海而來，讓我實在無法呼吸。我們姊妹們一邊流著眼淚，一邊跟護理師幫姑姑最後擦個澡，好讓她美美地上路。

堂姊哽咽著說她真的做不到，停下了手邊的動作掩面痛哭，我明明也很悲傷，視線一片模糊，還是拍著她、安慰她說：「我先擦，妳先在旁邊哭一會兒，等妳整理好情緒了再來加入我們。最後一次了，再來見到她可能就是一抔土……」

家人慢慢聚集在病房中，護理師安慰著我們說，姑姑很幸福，雖然沒有生小孩，但是走的時候有這麼多愛她的親人在身旁圍繞著她……

姑姑真的幸福嗎？

我相信是。因為我們每個人都好愛好愛她，但在我們選擇幸福的過程裡，在人生的道路上，是否常常為了他人的眼光、當下的面子（像是愛漂亮、不想被外人貼標籤是癌症患者失去頭髮等），而去抗拒一些事情……是否在這樣害怕的心態下，反而因此失去了什麼。

粉飾太平，往往只是片面的好，後面會引發的隱憂，或許就像壁癌一樣，或家中長了白蟻，你起初以為都沒事，幾年後一次爆發出來才發現，哇，這可頭疼了。

在感情生活上、家人生活中、職場裡，甚至健康也是。

人生的路會走多長，坦白說沒有人知道。

我當然好想姑姑，她還那麼年輕，應該有更多可能，好想繼續一起享受美食、說說笑笑。

好想念她的美麗，她喜歡吃又愛漂亮會怕胖，我多希望那次她說自己肚子好大，要認真減肥時，是真的變胖，而不是腫瘤。

只是……這些最後都只能化成思念。

姑姑的善良，一定能讓她在天堂上過得很好。

關於那些如果生命中做出不同選擇，是否會有其他可能的想像，也只能釋懷，去理解有時候，人生的安排就是上天給的課題，加上自己的選擇。

而我，也會帶著對姑姑的想念、姑姑的好，去試著尋找關於愛和幸福跟自己之間的平衡，繼續走下去。

## 我的另一半

今年（二〇二三年）是我結婚第十二年了，二十五歲就結婚的我，在現今社會對很多人來說算早婚了，又是三寶媽，有時候都會被職場上的同仁半開玩笑說我是拯救低生育率的推動者。

哈哈，這都是玩笑話。我只是很喜歡大家庭的感覺，畢竟從小我的家庭關係就很緊密，在這過程中，就有對於屬於自己的家的想像。

遇到了我先生，當時才剛拍完《犀利人妻》，在許多人眼中正在事業起飛的同時，怎麼會決定放下事業就結婚了？甚至連我的家人，尤其我媽媽很不捨，覺得好早結婚。

有時候我覺得就是上天的安排，在順其自然的過程中，發現懷孕。當時跟先生說時他愣了一下，接著就非常非常開心，許諾要一起共組家庭。

那時我才剛拍完渣男電視劇，心裡難免會投射很多可怕的想像（懷孕賀爾蒙作祟嘛），不過他從頭到尾都沒有猶豫，或說出「要不要處理掉」這種話，是因為這個態度，我當下確定，這個男人可以跟。

這一路，轉眼十二年就過去了，我們有了自己的大家庭，也經歷了各種好與壞、苦與樂的磨合，當以為日子就這樣過下去後，卻遇到了「癌症」這個細胞魔王。

先生知道我生病的時候，內心大受打擊，常常半夜被我看到他在偷哭；這一年他流過的眼淚，應該是我們結婚過去十一年的總和。因為他的父親就是因為癌症過世，母親前幾年也才抗癌成功，別人都說「事不過三」，但生命的考驗卻讓他一連遇到了三次，雖然他一直支持我、鼓勵我，甚至發願要把這力量去幫助其他人，但也在過程中，因此罹患了恐慌症。

面對外界的時候，天蠍座的他，有點神祕感，出去玩就是夠義氣、很有趣，也是很有才華又有生意頭腦的人；但私底下的他，比我還要細膩敏感。

還記得結婚第八週年時，我想著他剛剛創立了「賈以食日」，每天那麼辛苦，也都老夫老妻，隨便吃吃就好。可那時他卻跟我說，不行，一定要好好吃一頓，這是那麼特別的日子。

他就是這樣的人，會提醒我不要忘記自己的需求，要我還是可以買漂亮衣服犒賞自己，不要把家人放在前面就忘了自己。

那時發現身上腫瘤，也是他第一時間馬上安排要檢查。

當年結婚時，他答應我「我努力照顧全家，他努力照顧我，讓自己越來越好，也讓我們全家都越來越好」，他謹守這個承諾，也因為想要信守這個承諾。

平日總是很堅強的他，對我坦誠，在一起面對疾病時，讓恐慌找上了門。謝謝他把焦慮緊張告訴我，而不是心想著要若無其事，才能讓好事上門。也很感謝有些先生的好朋友一直陪在他身邊，迫切地幫我們禱告，給了他很多心理支持。晚上睡前，先生甚至還帶我冥想放鬆，穩定呼吸放鬆入睡，這是以前絕對不可能做到的。而他調整好之後，陪著我做了許多，如果是我自己，絕對辦不到的事。

想當年看在外人眼中，早婚的我，像是小孩扮家家酒，雖說那年衛斯理也三十一歲了啊（哈）。不過，能夠到今天，要說沒有高低起伏，是不可能的。

如果一次次的考驗，是人生的寶石，我們現在應該有了一串閃亮亮的鑽石項鍊了吧！

而在閃耀之前，自然是需要打磨。不要以為經過了這過程我們就不會鬥嘴吵架，當然會。不過，如果他真的藉此用「我是一個病人」的眼光看著我、對待我，其實這也不是我想要的。

我們還是會在對方迷糊時生氣，還是有時候急了就不耐煩，我也還是會在他有奇怪的嘴甜時生悶氣。

就像他那天深情地對我說：「馬麻，這段時間妳辛苦了，生了三個小孩，又經歷這一切，我絕對不會離開妳。」

這句在別人耳裡聽起來深情款款，彷彿《神鵰俠侶》楊過承諾小龍女的天蠍式浪漫，聽到的工作夥伴都說很感動，但當下我卻很沒神經地回了：「我才不要你因為癌症同情我。」

結果我的欠浪漫，還讓老公說：「妳這樣回答我好受傷。」哈哈。

但我想這就是夫妻的情趣，我當然懂他的深情與承諾，只是有時候在這段過程裡，我的確還有許多需要心理建設的地方。

我很正向努力，但也怕別人會幫我貼上標籤、擔心他們怎麼看我。我先生對我的照顧點滴在心頭，他陪我做了很多不一樣的事情，細心細膩的他是我們全家的傘，最有毅力的爸爸。

不過，他當然還是有討厭的時候，沒睡飽時的起床氣，有時我還在想事情時的沒耐性，想事情時怕吵，忙碌時怕被干擾。

有時氣起來也是可以數落好幾個小時沒完，完全想不到上述這些甜蜜細心浪漫可愛的地方。

但這就是婚姻啊，婚姻不是只有美麗的濾鏡、漂亮的婚紗，婚姻就是有好有壞，說穿了婚姻的核心就是扶持，願意一起走下去，共度各種甘苦。

看著他這幾年事業蒸蒸日上，很替他開心；看著他之前疫情期間，還不停地替員工打算，想著照顧每一個人，我雖然感到心疼，但也為我的眼光驕傲——當年我可是選了個潛力股。

只是，有時候會有一點討厭的潛力股啦。
但真的謝謝你，衛斯理，謝謝你陪我度過這一切。
讓我們未來，一起更好。

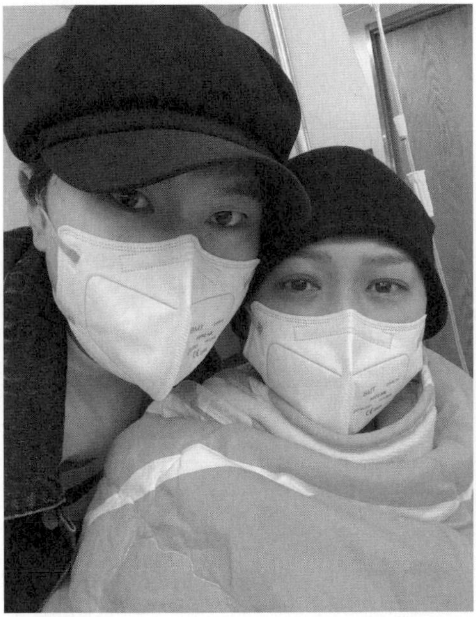

謝謝我的另一半，這段時間陪著我度過各種時刻，也謝謝你十多年來的扶持，婚姻生活有喜有樂，當然也有偶爾看對方不順眼的時刻，但這就是充滿回憶的每一天。

## 一味地追求完美，不見得是適合的

罹癌之後，接觸了很多病友，在交流的過程中，我發現大家都有個共同點——「追求完美」。我在做化療時，看到職場女強人一邊看著點滴對著錶，查看時間是否精準，然後一邊處理工作、回覆訊息。

也聽說很多人以前都跟我一樣，常常分段式睡覺法、或者根本睡很少，對抗腫瘤的期間，可能是他們出社會後，停下來休息的最長時間。

然後我們這些病友另一個共同特徵，就是很不喜歡計畫有變化。這說來有點諷刺，最討厭變化、喜歡按部就班的我們，體內居然有病變，長了惡性腫瘤。

前面有說到，癌症讓我開始試著接受無常、試著放鬆，試著不去追求每件事都跟我想的一樣。

我是那種人生有了意外，就還是會導回正軌的人，按部就班。就像我意外懷孕，我就是開始投入家庭生活，孩子上學，為了親力親為而加入家長會。

每週錄影的時間固定、也都是固定幾個節目去參加；出門採買，或者特殊節慶的開始安排時間，一定有個規律性；不被疫情打擾的狀況下，生日一定會想安排出國、聖誕節會有交換禮物。

唯一不固定的是配合孩子跟先生的睡覺時間，甚至遇到疫情這三年，該怎麼補給家中的衛生紙、口罩、快篩劑，或者是有什麼民生用品缺稀時，我肯定都是早早安排好的。

這就是以前的我，也正是因為這些規律，常常被別人說「哇，妳這樣好不像浪漫的雙魚座」。但對一個三寶媽或者以前在劇組趕著拍戲的我來說，因為日常時間就已經很零碎，能夠提早安排，才是最好的。

如果事事都能完美，才能放心順利進行。

在此之前這一直是我的信念。

卻常常忽略了，這個信念會造成我的阿雜、不開心、情緒忍耐，反而讓自己身心都發炎，埋下了慢性傷害。

不過，最近我稍微讓自己試著改變，雖然有時候還是會有「完美病」這個舊習慣跑出來，但會盡量讓自己換個方向想。

舉例來說，工作上的安排，假如月初就說好了月底某一天要工作，但到了快發生的前兩週，才發現沒有安排好所有的工作人員，或者臨時有意外。以前這樣的事情發生時，我一定會很煩躁，對身邊親近的人有些不耐煩，覺得事情沒有照我規畫的走。

或者，以往我是那種絕對不跟別人改時間的人，假設我約好了週三開會，即便那天臨時要去學校、小朋友不舒服要去看醫師等等，我一定會拚命三郎，就是每件事情都要達成，不輕易改期；因為若是改期，我內心會不舒服很久，也會覺得對不起跟耽誤對方的安排。

但現在，我會換個方向想，如果安排好的時間，結果陰錯陽差很晚才開始進行工作人員安排，而一直都敲不好適合的人選，那麼，是不是那天其實不適合？

這是不是一個上天的 sign，要我避開呢？我是不是能在遇到不完美時，深呼吸告訴自己，一切都是最好的安排？

以前，我總覺得準時、沒有任何意外，以及大家都覺得好才是好。

像我們要拍照時，假設大家在選拍攝風格，我為了追求「每個人心中的完美」，一定會以大家的票數優先，最多人選的我就說好，即便自己沒那麼喜歡。

現在，我會試著表達，說「我覺得你們說的A很好，但我其實更喜歡B」然後講出為什麼我這樣想，試著溝通，不把自己的想法藏在最後。

或者，我會在行程滿檔時，試著放過自己。

寫這本書的這段時間在跟出版社開內容討論會時，就有幾次剛好遇到複診撞期，一開始我都很拚著想要看完診直接過去，因為我覺得沒關係，也不想改期。

大家都會跟我說「身體健康第一」、「不用急著當下都來」……後來我也開始想，是不是可以調整？是不是當下沒有完美地按照我的行程也可以很好？不需要凡事都符合原定計畫呢？

還有一個很有趣的，就是今年二〇二三年的生日旅行，一開始我想說，因為疫情還有生病，幾年生日沒有出國，解封後的初次生日，跟要跟朋友去滑雪，實在太棒了！

一股腦地想跟好朋友一起出去玩的心沖昏了頭，但後來冷靜下來發現，不對，我其實不擅長滑雪、運動神經也不好，我很想去日本，但是當朋友們都在滑雪時，我能做什麼？這是我想要的嗎？

以前我一定為了不破壞原本計畫，跟想要每個人都開心，硬著頭皮去，反正小朋友玩雪一定很開心，但這次我就好好地說我後來的思量，以及跟朋友說前面預付的機票錢改行程費，我這邊來負責，朋友們聽完了也沒有我以前想的那麼不開心、那麼多內心戲。

雖然身為精打細算的媽媽，當下也會覺得自己當時幹嘛不想清楚，白白浪費一筆錢，但再想一想，這一點改行程的小錢，換來了更適合自己的美食之旅，也很棒啊。

這些，是我在生病前，完全未曾想過的「轉念」。

所謂完美，究竟是什麼呢？

以前總覺得一路綠燈的車程就是幸運、順風順水按照自己規畫走就是完美。以前覺得遇到不完美，非得靠自己修正，那才是最好。

但現在，我想，與其思考完美，不如去想，遇到事情不如原先所願時，可能都是因為有更好的安排在後頭。

放手了、放寬心了，或許會換得，不盡然完美，但更適合的，不是嗎？

## 我的人生，就像班傑明倒著走

不知道你們有沒有看過《班傑明的奇幻旅程》這部電影？裡面說著男主角是倒著生長，先是睿智的老人，再慢慢變成小孩。

我常覺得，我也是這樣子。小時候的我，對很多事情都沒那麼糾結，對很多事情都很豁達淡定。別人都是要學如何冷靜、如何放下、要多放鬆一點……我反而是要學著緊繃。

在小女孩變成女人的過程中，人與人之間關係更緊密，而在這社會化的過程裡，在交朋友和戀愛的挫敗中，我試著去學著「緊繃」跟「在乎」。

這對大剌剌的我來說，是很奇妙的事情，因為以前的我是有話就一股腦丟出來，不喜歡就直說。

講到這，突然懂了，所以小時候我那對外老是客客氣氣的母親，對我嚴厲，是否是因為這樣呢？因為我老是有話直說，情緒外顯。

所以，我反而很羨慕魔羯座的女生，我覺得她們好穩、好「女孩」喔，話說出來之前都會先想一想，是聰明知分寸的，甚至有一點神祕感。

我呢，一眼就看透了，一根腸子通到底，又特別愛為了在乎的人出頭。

不過，開始上學、戀愛、工作，甚至成為母親後，就變了，身為三寶媽的我，變得很糾結。

話這樣說好嗎？

該怎麼溝通才行呢？

是否這樣會讓家人吃虧，或者不好溝通啊？

明明原廠設定是爽朗明明快的我，想著要當個「深思熟慮」的人，最後卻是像在學習織毛線衣一樣常常打結，然後為了表面的和平，還把那些毛球都藏起來，裝作若無其事。

一顆一顆，長在心裡，長在身體裡，變成了腫瘤。

生病後我開始思考，為什麼，我不能喜歡原本的自己呢？是不是我該把這些不屬於我的東西拿掉，那些糾結、刻意、假裝。

這邊的刻意與假裝，不是說我是雙面人，外出與人交友溝通會演戲，而是我們是不是總是坐這山看那山。

就像你看一群女孩子聊天，一定常常會羨慕彼此的身形，像我是圓身，從小就好羨慕扁身的女孩子，很喜歡那種瘦又有曲線的，像BLACKPINK的四個女生那樣，或者是模特兒身材、骨感高䠷衣架子。

以前我常為了成為我羨慕但不見得適合我的人，做出很多努力，買了不適合自己的衣服，或是像這幾年很流行的韓式彩妝。

我們都覺得韓妝很好看，但不是每個人都適合韓妝，那是適合他們五官研究出來的，比較適合五官稍微需要更立體的人臉上；但我是五官比較立體的人，如果自己在家直接照時尚雜誌上教的方法化韓妝，有時候反而會太利了，甚至會讓人覺得有一點兇。那種甜美乾淨帶了一點臥蠶的秀氣感，在我身上是沒有的，都要靠專業的化妝師評估調整，才能真正做出那種輕透美感。

甚至保養品好了，像我是混合型敏感性肌膚，我妹妹是乾性肌膚，在保養品公司上班的她以往送我什麼很夯、大賣、最頂級的保養品，我都是第一天好漂亮，第二天就開始太營養長痘痘。

那時我也很羨慕啊，但後來我就看開了，不是我羨慕的東西在我身上就會好，我可以選擇適合我的品牌；衣服也是，我有我適合的樣式，怎麼樣我都不會變成鄭秀文那般的潮流骨感美女啊！

但女孩在三十歲時，或許對自己的容貌打扮，有著「找適合自己」的意識，但情緒上、溝通上，卻不盡然，這不是很有趣嗎？

我們糾結著要社會化，所以失去了屬於自己的聲音，找著好像大家都很喜歡的某個類型，去做這樣的性格迎合；未曾想過，這個「自我改造」過的性格，別人不見得喜歡，我們自己也痛苦，只是表面的和平。

甚至有時候做了這些改變，你還會覺得是替大家想，是「為你好」，但這也不是別人真正想要的，自己情緒爆發時，別人還覺得莫名其妙。

或者沒有爆發，你真的隱藏得很好，但最後別人發現「這不是你要的」，天啊，這更尷尬。

這邊就講個小例子，我母親是射手座，射手座一定直腸子對吧，大家應該都這樣想。她在家的確是直來直往，不過她的工作是謹慎冷靜的財務相關類型，所以她在職場上一直很符合這樣溫良恭儉讓，也很客氣。

某次，她有個同事帶了自己家種的香菜來給大家，很熱情地拿了一袋給她。當下，她雖然笑著，卻吞了好大的一句話沒說出來——「她最怕香菜的味道了！」

因為這位是新來的同事，對她不熟，那句「我其實不喜歡」就說不出口，想說拿一次沒關係。結果，誰知道那位同事後來又送了好幾次，每次拿了都很苦惱，又不好意思丟掉，放在冰箱打開又怕那味道。

自己苦惱個半天，直到某天另位同事看到，突然大聲說：「妳怎麼送香菜給她啊，她很怕耶！」

現場，氣氛真是尷尬得不得了，原本是美意，卻瞬間兩個人都不開心了。

這其實是你我生活中都很常遇到的例子，在職場、跟小孩同學家長，甚至有時候跟另一半、朋友見面，我們都難免這樣。

大事小事想過了就算了，一次沒關係，兩次再忍忍，三次吞下去，大家忍了多少奇妙的、不適合自己的事情在身心裡，無從排解呢？

生病後，我就覺得，不，我要跟兒時的我看齊，我要回到那時的豁達、揮別糾結，但，我可以多一點溫柔。

說不要跟不喜歡時，找個中間值，取得微妙的平衡；就跟三十歲以後，我們不會穿戴著很漂亮但自己不適合的華服或首飾、用著不適合的高級保養品一樣。

當我們遇到不喜歡的事情（像我也不敢吃香菜），是不是就可以親切但直爽地說：「啊，其實我不敢吃耶，謝謝。」

不過說到這時，工作夥伴看了書稿就笑出來說：「妳沒有啊，上次我們點墨西哥菜，妳不還是客氣地先說，『一點點沒關係，我可以挑開』，是我們制止妳的。」

就說了是練習嘛（哈），我意識到了，但我會越來越好，希望容貌是班傑明的逆生長，心智，也能回到初始的豁達。

## 生命的勳章

新冠肺炎疫情逐漸穩定，而我也在一月三十一日的時候回醫院接受乳癌第十八次藥物治療，那天，我還把點滴拍下來，這是最後一次，也希望是最後一次。

再來就是持續追蹤了！

結業式後，我就是定期做一些抽血、掃描、超音波等，定期回診去看看。

現在想想，我在疫情期間發現身體出了狀況，隨著防疫政策，會有很多這輩子的第一次。

當時真的很辛苦，隨身攜帶酒精，連進社區電梯跟去醫院洗手間，都要到處消毒，不僅怕染疫，更怕把病毒帶回家、傳染給孩子們。

還記得當時第一次住院化療，緊張兮兮的我，家當就至少六大袋，除了生活必需品之外，我每天要喝的兩公升煮沸水，也是自己從家裡帶去。住院跟 PCR 在不同地方，加上只能一位陪病者，我們拖著大包小包的東西跑來跑去，走很多流程，真的累暈。

當然，後來知道醫院都準備得很周全，不需要那麼多，只要手、腳、頭三者的溫度保護顧好，放上冰袋不要太熱，讓化療可以好好運作就好。

幾次之後，也越來越簡便，而且比起許多病友，我的治療相對簡單，住院時間不需要那麼長，有時候甚至當天打完就可以回家。

十八次的療程，到二月底拆掉人工血管，看起來好像正式畢業了，但其實還有一些路要走。

乳房跟乳頭乳暈的重建，以及對於身上的「勳章」我要怎麼面對，還有後續身體的變化，是一個個需要適應的課題。

我的個性是，本能會屏蔽一些不開心的事情，就像在拆人工血管時，我明明還是有點緊張，卻一直想著怎麼會很像聞到電蚊拍燒蚊子的味道，還就這樣跟醫師護理師聊起來，跟他們說：「這味道好像燒肉，我應該有好幾天不敢吃燒肉！」

當下醫師護理師被我逗笑了，還跟我說對啊，所以他們都不去吃燒肉（哈）。

對，講到生病的過程，常常最後都是想到好笑的。

像是帽子被風吹走，就擔心接下來連假髮都會飛走，被發現自己是個小沙彌；落髮期間，小孩撥著我的頭髮說很像毛小孩掉毛；老公在路上突然很賤地對我說「奶奶不見了」，意有所指地看著我的胸部……那種好氣又好笑的日常笑點。

可能希望人生都是往前看吧，所以每次回憶到這邊，傷心的就遺忘，或者自動跳過。

就像目前洋洋灑灑寫了四萬多字，工作夥伴們看了稿子都會問我：「芯儀妳怎麼都沒寫什麼不開心的事情？」

不開心當然有，前面有講過我的低潮，跟我的憤怒，其實在治療後，也會遇到一些阿雜的事。

像是我的皮膚過敏，一直都不好，我手指都會有點乾裂，所以都要貼著紙膠布保護。

還有人工血管拿掉之後的傷口。我裝人工血管的醫師跟麻醉醫師是同一個人，很感謝他的技術超高明，他在幫我安裝人工血管時，下了個很小的傷口，替我未來的術後癒合著想，但剛手術完成那邊還是痠麻不舒服。

以及肚子上，那道好長好長的疤，那道重生的勳章。

這些，都會跟隨著我，即便會漸漸淡化，但還是存在，端看我要怎麼面對。有朋友問我：「現在如果在先生面前換衣服，妳會不好意思嗎？」

我說，一開始當然會。那時化療又水腫、又不好看，我自己都常常被自己嚇到，看了很難過。那些拍照的記錄，我都不願意他看到。

但現在，我已經不太介意讓另一半看到我身體的樣子，因為那就是我。我的確跟從前不太一樣了，不只是身體，心境也不一樣。這些勳章跟著我，讓我成為朱芯儀3.0，不只是勳章，更要讓它們變成燦爛的花。

還有我那捲捲的短髮也是，從小光頭慢慢長出來、自然捲的頭髮，常常在假髮拿下之後很蓬、很有朝氣。我看著自己鏡子裡的變化，還有那個一直要去跟癌症專門皮膚科看診的手指跟過敏的臉。

能有的只有耐性跟喜歡。

只是，那的確需要時間調整。

這本書，是我從去年二〇二二年八月、手術結束後開始寫的，到現在大概九個月。這段時間我面臨了很多心境上的轉變。

也在這些日子，發現我是喜歡寫文章的人，把生活的感觸分享給大家，獲得不一樣的感動，是意外的禮物。

當時先生問我要不要把這些經歷寫成書時，我還有點猶豫，這樣好嗎？甚至拍成影片時也是，雖然前面有提到是一個「傷心又雞婆的衝動」——因為不想再看到任何人因為害怕而失去生命。某部分，也是想著，如果我健康了，可以鼓勵大家；但真有個萬一，也希望孩子以後想念我時可以看著影片，知道媽媽為了健康做了多少努力。人生不管遇到什麼困難，我們都要奮力往前。

這些，都是一念之間的瞬間，而那些瞬間，是否稍有不同就會造就不一樣的多重宇宙呢？也許會吧！

還記得在我確診癌症之前幾個月，大姑得金鐘獎影后那天，我們全家都好替她開心喔，大家在電視機前一起歡呼尖叫，看到她的努力受到所有人的肯定，一路以來都如此認真的她，可以兼顧家庭跟事業，發光發熱，真的好棒喔。

但那瞬間，心中不免想著，我呢？如果當時，我繼續演戲會怎麼樣？

相信很多人都有遇過這樣的想法吧！十字路口的抉擇。

如果當時，沒有離開這份工作。
如果當時，不要那麼害怕。
如果當時，牙一咬往前，會怎麼樣呢？

生完第一胎後，其實我是有回到劇組拍戲的。我還是很喜歡演戲，但我不喜歡鏡中的自己。

我才二十五、六歲，家人朋友都說我很好，還很年輕。但照鏡子時，我不喜愛這樣的自己，我還太年輕不懂什麼生命的勳章、人生的經歷。

總是覺得自己有點力不從心，想去打個醫美啊，讓自己漂亮，旁邊的人說「妳很好啊」、「不需要好不好」，我心裡不這麼想，卻還是接受了。

因為我開始糾結，為了家庭，為了孩子，我想著，對，錢省下來好了。看著體重因為育兒變胖，又覺得，好吧，反正我就變胖，我沒辦法再去面對拍戲這件事，也不喜歡這件事了。

不是說當三寶媽不好，我喜歡我的家庭與孩子，先生跟孩子是我的無價之寶，上天的恩賜；也很喜歡在節目上或者社群上分享我喜愛的好物、一些生活的想法。

只是，就是那個瞬間，想到當時放棄的自己，會想著，是否在別的多重宇宙，我也能是不同的樣子？其他多重宇宙的我，現在會如何呢？

以前，如果我對自己的樣貌感到不滿意，就算千頭馬車拉著我說「你不要去醫美雷射」，我絕對不顧一切衝；可是當了母親開始糾結、顧前顧後的我，怎麼會為了愛、為了家人的幸福什麼都放棄？

當時夜深人靜在廁所裡想到這件事的我，無聲地痛哭起來。那個哭泣是一種迷惘，是一種不知道哪裡失去了平衡。當時什麼都想共好的我，只記得「共」，卻忘記對自己好。

是一種，我與少女時代的我——那個曾經因為太依循心中所想、想幹嘛就幹嘛，導致母親常覺得「妳為何不聽我的」而痛打一頓的我——越離越遠的迷惘。

那是一種，我其實很喜歡我的生活啊，為什麼我還會有一種莫名的失落或失衡感呢？

不知道，你們是否也曾在夜深人靜，有過這樣的反思嗎？

我喜歡這樣的生活嗎？明明好像喜歡，卻有個什麼說不出的卡在心頭？

說也奇妙，在這之後，就遇到了生病這件事。

而生病，在這些突如其來的挫敗跟考驗中，卻成為我的勳章，在切除了癌細胞之外，也切除了我那些糾結與失衡，慢慢只留下那個快樂的自己。

也許，現在就是我的人生第三階段吧，婚前是朱芯儀1.0、婚後成了母親是2.0，生病後的我，成為3.0。

早婚的我，以為生活就這樣安逸穩定下來，沒想到會有著如此多的變化。也沒想到，疾病的衝擊，同時是一個反思的機會，讓我重新整理自己的人生。

現在，我開始不留東西，以前我總是什麼東西都捨不得丟，現在則會試著把不需要的東西丟掉。

小姐時代的衣服，不會想著我還可以瘦回去，就丟吧！覺得穿不上的不買，除了節目上要做功課用的、平日想要增加新知的有趣小玩意，我不會再去想要嘗試「不屬於我」、「不適合我」的東西。

我慢慢嘗試著找到那個平衡。
不是只是什麼馬麻、誰的太太。

我是媽媽、是太太，但我也是我，朱芯儀。
我會隨著生命的階段不同，做出最適合自己的改變。

而這些，無論好壞，都是我生命中的勳章。

希望看了這篇文章的妳，能和我一起，不管怎麼樣，慶幸珍惜每一個不同的決定，而這些，都會成為，更好版本的我們。

夜深人靜的哭泣不可怕，有時候會迷惘也很正常，只是，我們不要忘了跟自己對話，不要只記得忙於照顧每一個人，卻忘記呵護自己，去擁抱理解，不同階段的自己。

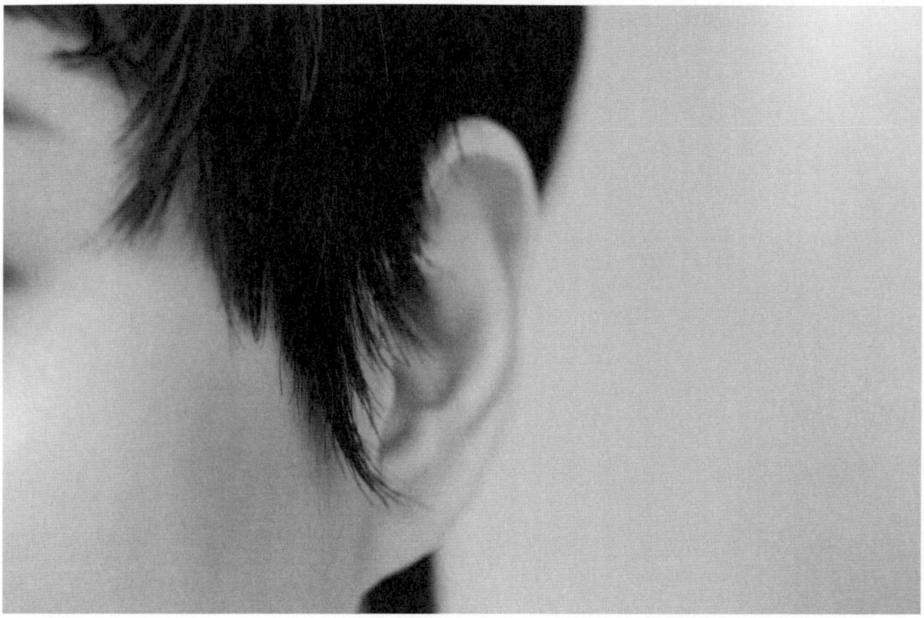

## 身為母親

母親的愛對孩子來說是十分重要的，這邊來個簡單的問題，猜猜看：如果妳家裡有三個小孩，妳總是跟他們每個人說「媽媽是最愛你的」，當他們三個人都在時，妳問說「媽媽最愛誰」時，他們會怎麼回答？

乍聽大家應該都會想，一定每個小孩都熱情積極地舉手說「我我我」、「媽媽最愛我了」。

結果不是。有一次，當我在家這樣問我三個寶貝時，他們居然同時都互相指著另一個人說「媽媽最愛〇〇〇」，都不是說自己。

當時我覺得好玩又有一點驚訝。

因為我十分注重每個小孩的不同，三位寶貝的性格都不太一樣，所以我都會分別有跟他們獨處的時間，也為了讓他們覺得自己特別，每次都會跟他們強調「媽咪是最愛你的」。

三位小孩裡，可能自己謙虛，不好意思說是最被喜歡、或許是沒那麼有自信，不相信媽媽平常說的「最喜歡」是真的，但看著他們指著誰才是最被喜歡的那個時，不禁想到小時候的自己。

常有人說，成為母親之後，才能明白，小時候常不諒解或偶爾針鋒相對的母親，是在想什麼。

這句真的很認同。

前面都說了我小時候是「班傑明」，什麼事情都很豁達，也可以說是有一些我行我素。雖然不是什麼會對大人頂嘴的死小孩，身為大姊的我跟弟弟妹妹感情也很好。不過，有時候就是，想幹嘛就幹嘛，絕對不是大人說要怎麼做，就會怎麼做的那種，算是挺有獨立思考能力的吧！

不過，在我的少女時代，當時學校都還有教官，怎麼可能會像現在的教育環境，鼓勵孩子獨立思考？當時也沒有什麼親子教育專家會跟父母們講該怎麼做。

那時的教育方針就是「聽爸媽的就對了」、「聽長輩跟老師的就對了」，聽話就是一百分，也就是這樣我才會成為「為了要逐漸社會化、為了瞻前顧後、為了識大體、為了大家好」，反而往往忽略自己心情的人。

只是，我的母親以前為了我的隨性跟各種「為什麼」吃了一些苦頭。

前陣子聽到一個朋友的故事，說一對小姊妹吵架，才小學四年級的姊姊對小學二年級的妹妹說：「妳要有獨立思考的能力，不是大人說什麼就是什麼！妳自己不會想嗎？」

當時聽了覺得：「哇，這孩子真的聰慧反應快！」我的大兒子也是獨立思考型，常常我們說吃這個好、吃什麼會長高等等，也會舉一反三說出：

「是你們覺得好？還是我覺得好？」

小時候我也是會說出這樣「金句」的豁達女兒。我這個先天豁達的人，偶爾忙碌時，聽到老大對我說這一句，都會感到有點頭疼，要不是看了許多教養書說，這是好事，真的會很想大吼：「老娘說什麼就是什麼，不准吵！」

也是在這過程才理解，難怪我母親以前總是會選擇用「鐵的紀律」希望我聽話。不聽話用罵的，再不聽就用打的。

我的母親是忙碌的職業婦女，在家是火象星座直腸子，性格風風火火，卻不藏話，情緒來了丟出去，心情整理乾淨就往下件事前進；在公司卻是以和為貴、凡事按照SOP。有些客戶遇到她也要讓她三分，因為她就是很守規矩、一視同仁。

就是這麼守規矩，所以她教育孩子的方針也是。不會有現在教育專家叮嚀的要根據孩子不同的性格調配，就只有一套「媽媽說了算」。包括吃東西什麼也是，三套一樣的早餐，差不多的衣服……想要不一樣，準備吃排頭。

就因為這樣，遇到我這個很有想法的女兒，直到高中，我還是會被媽媽愛的權杖「叮嚀」，同學看到傷都會嚇一跳。

以前我不理解，會難過。為什麼一定要什麼都聽話？為什麼有自己的想法會被打？為什麼我不能說自己的意見呢？

但當了母親才知道，媽媽要操心的事情實在太多。有次我問了我母親，為什麼以前都只用一套。媽媽說：「我跟爸爸要忙著養家、照顧你們，沒有那麼多時間。」

也因為這樣，當了母親之後，我選擇大部分的時間都放在孩子身上，也許是彌補童年時總看著爸媽忙於工作身影的自己，我希望在孩子的回憶中，有很多事情是跟我一起的。

所以，我會積極融入孩子學校生活，學校所有活動只要可以我都參加；孩子的大小事，在學校跟哪位同學好、跟誰吵架，遇到什麼開心不開心的事情，我都盡力去了解，並且跟老師有良好的雙向溝通。

當孩子在學校發生問題時，我傾向聆聽每個人的說法，去理解發生了什麼事情。但這也是我幸運我有選擇可以這樣做——我的工作讓我有彈性的時間，能夠多多和他們相處。

當然，對於孩子的期望，我承認隨著乳癌發現到治療，也有了不同的看法。以前當然也想著我要當恩威並重的虎媽，不打罵但有威嚴，教育出自律又各自有發展的孩子。

後來，我發現恩威並重，想得容易做得難，有時候還是會想大喊「大家都聽我的」，誰想理性啊？不過要記得孩子的不同，是我想做到的。

現在，每天早上還是會聽到我喊著大家「起床囉」的聲音，愛賴床的當然會被念幾句，喜歡早早起床的孩子，會有我的鼓勵。不過對於學業跟表現，我沒有一定要他們得第一名。

對於學習，我希望他們是能享受這個過程，當然會有一些課業要求要追上去，但是要符合他們的興趣、喜好，多元發展。關於他們的將來，我會給予建議，不過答案還是在他們身上。就像二兒子樂樂從小就很愛畫畫，天馬行空的想像力，還能得獎，讓他成就感滿滿，身為母親我就很替他開心。

大兒子就是軍師性格。高敏感的他，很會判斷在團體中目前的狀況，也是很會出主意的人。對於喜歡的事情學習能力很強，像最近他們在玩魔術方塊，也沒人教他，就看同學玩跟看了一次影片，很快就上手、可以解開了，我都沒把握自己有沒有辦法解開。他是那種一旦喜歡一個東西，就會喜歡很久、搜集很多資料的類型，也是目的性很強的小孩，口語表達能力超級好，很清楚自己要什麼。

小女兒就是一個小公主，她是我們家最愛漂亮的，不，她最近比我們家，甚至大姑跟姊夫都還像藝人、都還愛漂亮。她每天會穿著小公主的紗裙，裝扮整齊地上學；下課回家馬上洗澡，回家換家居服，是換漂亮裙子；睡前才穿睡衣，而且對自己的衣著造型很有想法，都會決定自己要穿什麼。有次同學穿休閒服去幼稚園，還童言童語問同學：「你為什麼穿睡衣來啊？」我跟老師趕忙機會教育說，每個人都有自己打扮的風格，要去接受各種不同的樣子，這樣輕鬆的打扮，就是同學喜歡的啊！

這點真的很奇妙，因為我平常是打扮很輕鬆隨性的人，這超級愛漂亮的性格，完全不知道遺傳到誰，家裡也沒有人是這樣。但她跟衛斯理很像，對外的時候總是會要維持完美形象，幽默風趣可愛；如果遇到不開心的事情，回家才會說出來。也因為太完美主義，常常犯錯或有問題都不好意思說、不敢發問，要我們循循善誘才會說出來。可是她也宇宙愛撒嬌，同時非常貼心。之前化療時，有天我在家跟孩子們說：「媽媽好累喔，腰痠背痛，有人要來幫我按摩嗎？」當時老大跟老二都專注在自己的小世界裡，沒注意到，妹妹馬上跑過來幫我按摩捏腿，小小的力道給的是暖暖的愛，十分可愛。

三個孩子都各有自己的優缺點，也因為這樣，我都盡量用不同的方式跟他們相處，希望他們都能找到自己真正喜歡的東西，未來能做讓自己開心的事情、發現自己的興趣，也喜歡讓孩子們體驗不同的課程。

日常生活裡，我常常會幫他們找一些小樂趣。像某一天他們下課時，我在附近廣場逛逛買農產品，當時弟弟一直問：「不能去旁邊公園玩嗎？」我說：「因為太重了，我需要幫手幫忙提，而且你們要能說出，在這邊看到的十樣農產品。」

當下把採購變成一個小遊戲，兄弟倆直接傻眼，就拚了命地問老闆、還一直在比誰幫忙拿得多（哈）。等我買完，就讓他們去公園跑跑放電。

也許是彌補小時候的遺憾，更或許等孩子發現喜歡的事，並持續努力，還要花一些時間，但是我可以等，等到小鷹可以獨立飛翔的那天。

也是為了這些小鷹，這段時間，我才那麼努力地找回生活的平衡，想要健健康康地陪伴他們更久。

但為了長久，對於母親這個角色，我做了一點點小調整。除了理解到孩子不需要考一百分才是最棒的、健康快樂最重要之外，還有包括我把自己的順序放在哪。

以前我是那種什麼都保留給孩子的媽媽，譬如老大愛吃雞腿，我一定都是留給他，我吃配菜；買了什麼雞蛋糕或者韓式炒年糕，他們要都給他們吃，我吃其他就好。

現在呢，我想吃的我就買兩份，孩子的跟我的；如果大家都喜歡，多買一些也無所謂。

因為我不想要有為了孩子「犧牲」這樣的念頭，孩子喜歡吃雞蛋糕我也想吃，那當然是一起吃啊，沒有一定要讓給他們。

孩子吃了雞腿之後其他不想吃了，我會跟他說這不可以，而且你不能只擁有你喜歡的東西，因為媽媽跟爸爸也會喜歡、也會想要。

媽媽所給予的愛，一定是獨有的，但媽媽的愛不是只看得到你們，卻忘記自己。身為母親也是隨時在學習，初當母親時，我是學著去當小時候我想要的母親的樣子；但到中期，我開始懂了母親當年作為一個職業婦女跟媽媽的為難，現在我更想在這中間找到平衡。

我還是希望孩子好，只是那樣的好，是不是需要我們一起找出方法？就像我對他們的好不代表什麼都給他們，我自己什麼都不要；也不是那種我覺得對你好，可是你根本受不了。

母親這個身分很為難，但也是我的驕傲。

母親的嚴厲，少女時期的我不懂，甚至會感到青春期的苦澀與不體諒。但如今，當我成為一個母親後，隨著年齡的增長，我很謝謝她，讓我成為不是遇到困難時，就只會覺得是對方有問題或者指責對方的人。

會試著去理解每個人的不同，去試著，相信跟保護自己愛的人，但不是永遠覺得他們就是對的。

## 真正的勇敢

抗癌的這些日子是我收到最多「芯儀妳好勇敢」的時刻。我不敢說我多勇敢，因為我常常覺得，生活周遭，還有好多讓我很敬佩的人。

不過我可以說出什麼是「假裝勇敢」。

覺得自己是在犧牲、放棄成就感的時候；覺得想要獲得某樣東西，卻讓自己變得狼狽的時候。

第一點是成為母親常發生的，什麼東西都以孩子、老公的需求為主，把自己擺在最後；第二點的「某樣東西」，往往是一頭栽進愛情裡時，為了愛，哪兒都可以去，為了愛什麼都放下。

但那個愛，是健康的嗎？是妳想要的嗎？

就像我某日在臉書上寫的筆記：

女孩們，千萬別把最好的年歲，活成最狼狽的樣子。

自私一點吧！

為了誰犧牲，難道誰就會感激？

當妳醒來才會發現，自己才是最傻的那個。

妳是金子，到哪都能發光。

妳是花朵，在哪都能綻放。

最怕的是，擁有妳的人把妳當草。

真正愛你的人，捨不得妳傷心難過，把妳放在第一順位。

懂得愛自己，但更珍惜妳。

更不會花時間在無意義的，爭吵、賭氣、冷戰上。

有時候打開新聞，看到一些女孩子，為了所謂愛情，放下自己的安全不顧，家人的擔憂變成囉唆，朋友的規勸都是廢話，大好的青春白費掉，都覺得很悲傷。

不是說不能很早就尋找愛情跟穩定的生活，但也要看對方怎麼對待自己不是嗎？有些女生，有追尋的勇敢，卻沒有放下的勇氣。

明知道是不對等、不合適的關係，卻拿不出勇氣放手，也拿不起勇氣說「這不是我要的」。

這些，最後只是傷害自己。這甚至不只是少女時期，也有很多女人，從十幾歲到了五十幾歲，可能最終她們的勇敢，都只放在維護他人的人生、生活品質，卻沒有真實面對過自己的。

另外，還有一種勇敢，是好好珍惜相聚的每一刻。

生命的無常是個課題，一次次的道別，讓我們更知道當下的重要性。這段時間除了跟我的外婆和姑姑道別之外，我的另一個寶貝，貓咪巧虎，得了腎臟疾病。

巧虎一直是我很重要的夥伴，在我生病在家的那段時間，他常常伴在我腳邊陪著我，給我安慰鼓勵跟撒嬌。當他陪著我一直到手術結束，標靶也結束時，沒想到，巧虎居然得了第四期的腎衰竭。

今年（二〇二三年）二月的某一天半夜，我送巧虎去醫院急診，當時他連抽血醫師都沒辦法好好抽取，血管是癟的，驗不太出來，無法馬上查到他的病因，當天我回家時一直哭一直哭，我連失戀時都沒那麼難過。

為了巧虎我願意，不管什麼都可以，錢不夠可以再賺，只要能治療好巧虎，我都好。一週內，他指數慢慢上升，漸漸恢復健康。

巧虎出院後，我還是要每週去醫院拿藥，定期做檢查，也因為要讓他有舒適的環境，我試著自己幫他剃毛，時時陪伴他。不過，巧虎再怎麼愛我，似乎對我的手藝不甚滿意，抓得我滿手是傷，當下真的很想呼喊大姑的先生修來幫忙，最近有受專業美容訓練的他，應該可以幫助我替巧虎換個髮型，這樣巧虎之後就不會用抓花我的手來表示不滿了。(哈)

寫下這麼日常的片段，其實是有一點私心，現在跟巧虎的每一天，對我來說都是很珍貴的時光。巧虎因為腎衰竭的關係，其實沒剩多少時間，運氣好，也許我們還有一、兩年，但明天會發生什麼事，沒有人知道。

所以我想在這邊稍微記錄一下我跟他的故事，不去往壞處想，只要專注在當下的勇敢，是在這一年多裡，我學會、且珍惜的。

這段時間，我常常趁著送小孩去上課，去出版社開會後，接小孩下課前，去醫院拿巧虎的藥、帶他複診等等，穿插著我的檢查、孩子先生的生活、巧虎的長照醫療，但沒關係，我甘之如飴。

因為他是我人生很重要的一塊。我知道人生相聚有時，離別有時，但現在，我要盡我所能來保護他、照顧他，為彼此留下珍貴的回憶。

也因為這樣，一些憤怒吵鬧嘲諷的事我就很少去看，因為我希望接觸到的都是好的、快樂的事，我想把珍貴的時間，用來珍惜、保護我愛的一切，和好好跟自己相處。

對於面對自己真正喜歡想要，而非隨波逐流的勇敢，也是我想學習、並且渴望的。

最後，希望每個人都能勇敢 take care 自己的身心，不要害怕面對負面，不要去抵抗身體不舒服的聲音。健康地吃東西，健康地面對自己。

勇敢不僅僅是拿來愛人，勇敢能做到的，往往比我們以為的還要多更多，
當我們拋下了那些想像中，自以為的好，那或許，才是所謂的勇敢吧！

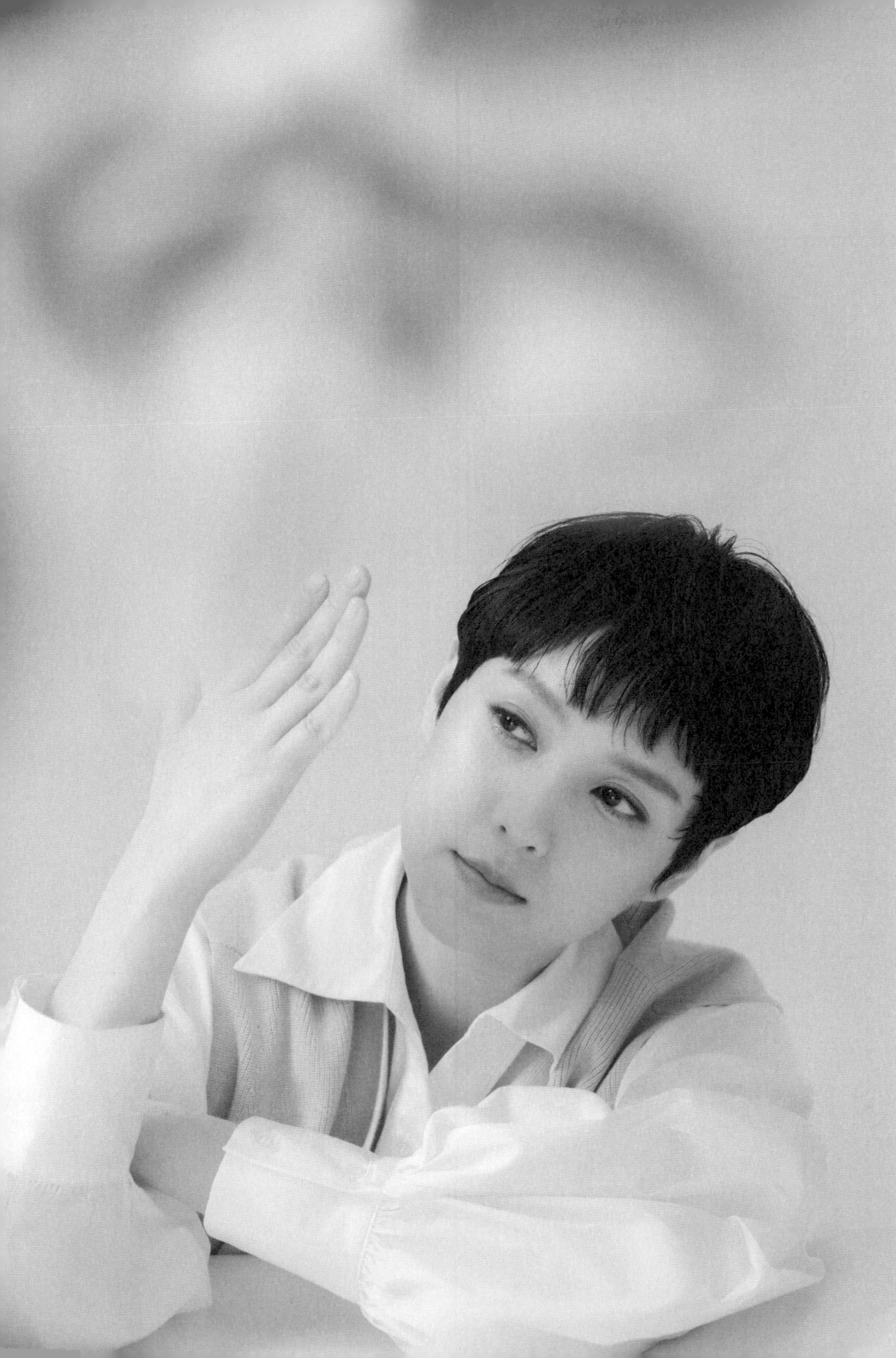

# 自在讓我更快樂

拍攝新書封面那天，我拿下了假髮。這是第一次在工作場合，讓大家看到從變成小光頭那天慢慢留起的真髮。

那天有令我安心的工作團隊，還有許多我喜歡的、早上從花市買來的新鮮花草。在舒適的環境下，跟攝影師小蘇哥很有默契地拍了許多讓我感到很自在的照片。

這段日子很多人都說，覺得我更快樂、更有自信，眼神更明亮。

謝謝大家的讚美，未曾想過，當時因為生完小孩，覺得自己身材樣貌不如以往，再加上帶小孩的繁忙生活，逐漸調整生活順序，為了「家的幸福」把自己放在最後的我，如今在因緣際會下推出自己的作品，寫了我的第一本書。

這段時間，在對抗癌細胞的過程中，我也從書寫中，找回了成就感。這些當然不是瞬間而成的，有意識認識自己，並不像吃了什麼特效藥，意識到了馬上就能和自己好好相處、變得健康自信又快樂。

事實上，治療疾病也是，人生沒有特效藥，藥物跟醫師的細心診療會讓你恢復，但後續的維持跟步調調整，才是重要的。把握每個機會，真正的改變，才是在面對「重考」時，最好的應對。

因為人生真的不是在聯考。而且就算是考試，考上了還是要把握學習的機會，才能更好不是嗎？又不是考上了之後就開始放牛，什麼都不用擔心。

從發現癌細胞上身後，我開始檢視自己的人生，這些，從第一篇開始，就有記錄著那些內心的變化。除了正規治療外，我也在這時間接觸了音樂、香氛治療、閱讀身心靈書籍等，想要嘗試著更多方面地認識自己。

前面沒提到的是，大概今年農曆年後，有段時間，才呼喊著「耶～我標靶治療結束了」那段時間前後，我一度對聲音變得異常敏感。

某次搭計程車帶小朋友去賞花，路上司機先生在聽著新聞評論，女兒大聲唱著兒歌帶著雀躍的心各種童心發問，加上空調因為有開暖氣讓我感到有些悶熱（化療、標靶治療讓我身體變得比較怕熱），瞬間我覺得呼吸不過來，麻煩司機先生關掉新聞節目，開點窗戶，才讓自己舒服一點。

我也因此去做了肺功能呼吸檢查，想要釐清是否是長新冠，還是焦慮或者是怎麼了，試著找出緣由。

以前我是一定是拚命忍耐過去就算了，但我現在會去正視這些，好像不起眼的小問題。

我去嘗試參加音樂治療時，分享了我的困擾，對於聲音的敏感。因為不只是同時有多種聲音會讓我敏感，有時候只是單純聽著 podcast 節目，即便只是在介紹一些歷史新知，這些我以前好喜歡的內容，可能都會因為聲線不是我喜歡的，甚至背景音樂拍子重了點就感覺不舒服。

會提出這個困擾是因為，我無法確定我對聲音的敏銳界線到哪，怕途中如果有我不習慣的聲音，我離席或怎麼的，會造成他人不自在。

沒想到治療師聽到後卻跟我說，這代表我的感知打開了，我找回了自己對事物的喜怒哀樂。

對於情緒、環境，我的身體與心理開始跟我對話。

罹患乳癌前，我一直是嗅覺很敏銳的人，對於氣味的喜好很明確。在化療標靶的過程中，經歷了嗅覺味覺改變，落髮後的恢復，指甲緣長期脫皮敏感、人造血管造成的紅腫等，像是重組了一樣，重新又把自己拼湊回來，變成一個新的自己。

沒想到，如今對很多的感觸更鮮明。

這樣的鮮明，如果是以往的我，一定會很困擾（當然這次發現的當下也有點），可或許，這就是每個人真正應該有的感知。

而我也在適應這樣的敏銳，不舒服時是不是代表心裡有事情悶著，覺得疲累時是怎麼了。

我跟先生之間的溝通也是經過各種調整。前幾天我收到一大箱鳳梨，我就在家烘鳳梨做果乾。雖然很耗費時間，家庭製造一次數量也不能很多，但想要讓孩子吃得健康，就用心製作了。孩子們很捧場，一下子吃完了說還要，先生吃沒兩口沒了，因為還想吃，隨口就說「這好浪費時間」。

以前我聽到這一定表面笑笑說沒什麼，然後內心戲填好填滿；但我現在就是把這當作日常趣味分享在IG限動，先生看到了問我「是不是生氣了」？我說沒有啊，但也很謝謝他這麼在意我的感受。

這些都是練習，因為我試著表達，他也會跟著關心。其實生活中每天各種瑣事，哪有那麼多事情好糾結生氣？只是往往因為一點不舒心卻怕造成困擾不說，都累積下來才變成像心情便秘，但只要可以隨時自在地表達自己的想法，我想日子會更好。

除了這個之外，就是失落感的消化，試著面對我對於人生選擇突然有的困擾、煩惱跟挫折，也是我的初步嘗試。以前我們都會把這些放在「大驚小怪」區，但不是啊，這些大驚小怪，就是要面對才不會小題大作。

經過這一次次調整，到了四月中的乳房重建手術結束後，我才有了不同的感受。這次做的手術是為了八月的乳暈重建術做的前導作業，要把兩邊的胸部做調整，好做下個階段的準備。

是說，我的身體真的很給力，除了之前的小肚子立大功，左胸這次也立了一點功勞。

有哺乳過的媽媽都知道，小孩生三胎後，一定對自己的乳暈乳頭不太滿意，一定會有變化——乳頭變長，乳暈的大小也會有所改變。以前，這也是我照鏡子時不太滿意的一環。

沒想到那天醫師居然跟我說，乳暈重建時，可以拿左邊的乳暈跟乳頭切除部分去調整，我不需要去切臀部來重建，少了一個傷口好棒。

以前我肯定不會有這種轉念想法，但這次是真的覺得也太棒了吧，因為乳房跟乳暈的重建調整，不但可以讓我兩邊胸部拉提，乳暈也可以變美。

不過我的整形醫師真的很求好心切，手術後兩週我去複診，他很困擾地說覺得我左胸感覺比較小，覺得差一點點，很懊惱。

當下我還安慰他說沒關係，之後多吃點長回來就好了啊！

我理解他對美的追求，其實在我眼裡沒有差距太大，因為左右邊胸部本來就會有點不同，因為心臟血管的關係，一般都是左邊大、右邊小。現在換成右邊大一點，左邊小一點有什麼關係呢？我還是覺得很好啊，也很期待整個重建手術完成後的效果。

但以前的我，或許也不會有這樣的自在去接受。

還有一些放過自己的小時刻。

我是在乳房重建術之前拍攝封面的，拍攝前幾週我真的超級自律，除了每天的健康蔬果汁，什麼精緻澱粉、零食啊，我都不吃。

拍照結束幾日後，我就去手術了，緊接著手術結束後的休養期，我就毫不客氣地開始放～飛～自～我。

蔬果汁真的還是有喝啦，營養還是很重要，但我就很開心地吃一些零食啊，魷魚絲等。

這邊還鬧了一個笑話。

手術結束後，我需要穿一件束衣，要怎麼說這個恢復用的束衣呢，它就很像維多利亞時代的束胸跟馬甲，從胸部到腰到腹部緊緊綁著。

維多利亞時代的貴族小姐姑娘們，只需要在外出跟舞會時穿著，我不是，從第一次腫瘤切除手術後開始，我就必須要穿著它睡覺了。你想想看這要怎麼睡，我當時真的很難睡得好。

當時常常每個人都對我說，芯儀要睡飽點喔，注意充足睡眠。因為太感謝每個人的關心，我都笑著說好。可是……其實真的很難睡啊……想想看整個人被捆著怎麼睡嘛！

不過這次，可能因為是第二次穿上這束衣，我居然可以好好睡覺，也可以穿著它吃鱈魚香絲看電視啊等等，好不自在。

結果……實在太自在了，哈哈哈。

去複診的那天，護理師跟醫師協助拆掉束衣要檢查我的手術狀況時，突然掉下一根白白的東西，他們一驚，問說：「這什麼啊？」

當下我尷尬地說：「是我昨天睡前吃的魷魚絲啦，我沒發現掉了……」

這真的是糗爆了，可我們卻一起開懷大笑，因為他們知道，這表示我很開心，我懂得享受生活了。

不過，在幾天的放飛自我後，我長了點小痘子，所以開始乖乖忌口，繼續健康飲食。

自在的快樂有很多種，我當然知道要健康飲食、要盡量早睡早起睡好，少發脾氣。不過，我覺得偶爾的放縱，對於事情可能不如預期的豁達，當自在地看待生活的變化，自身的感受，快樂就會如同泉源一樣不斷。

不過最重要的是——

要把自己的健康擺在幸福之前，這個幸福是「大家的幸福」。
因為當你自己身心都健康了，你才有餘力，讓你所愛的人幸福。

這是這趟「重考旅程」，我學會最重要的事情。
原來美麗不是每天計算著要少吃一點、睡得很少了，還要記得去運動。

原來幸福是，有時候停下來好好地關心自己。
有餘力，才能真幸福。

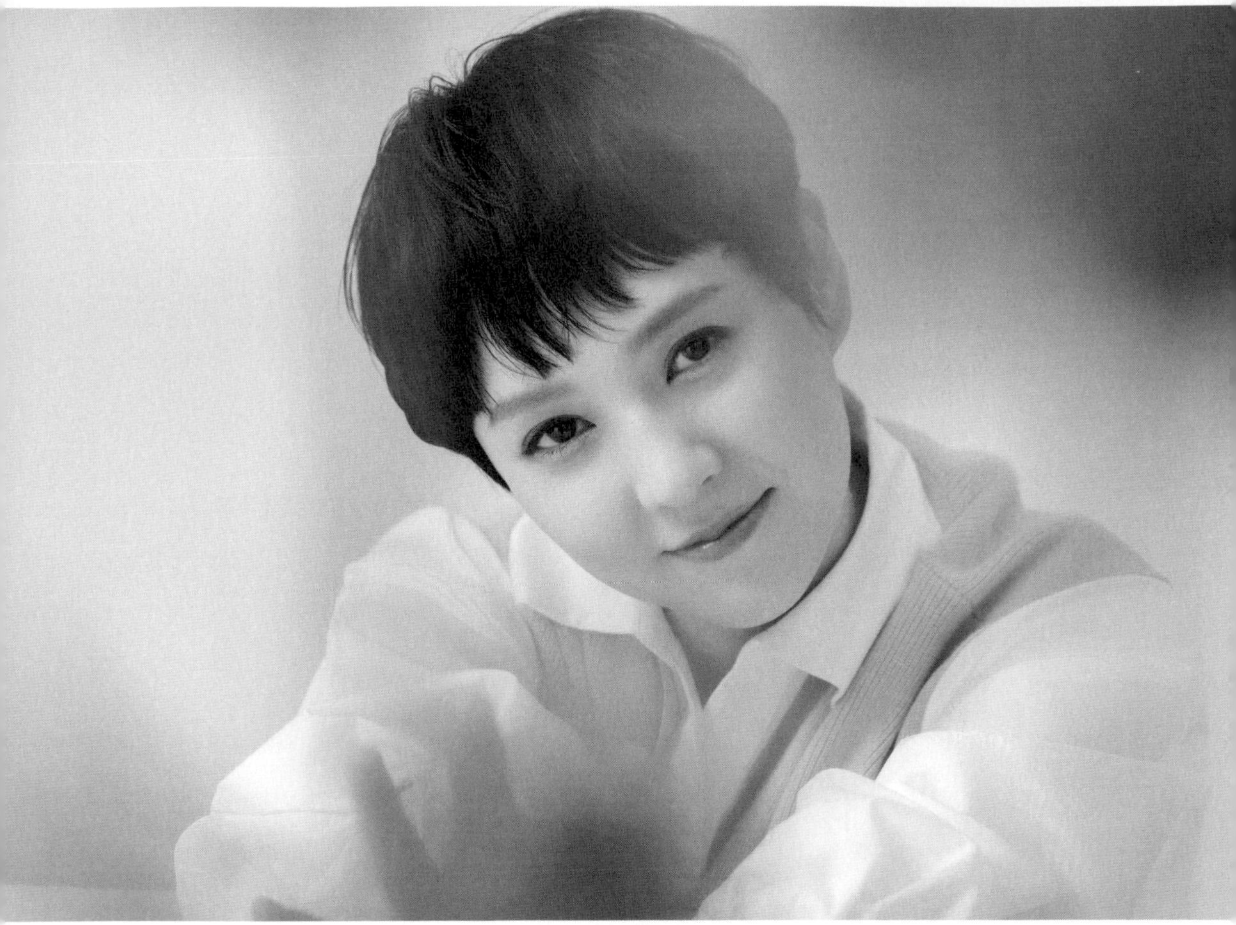

# 後記

要多少傷痛
才能有一次體悟？

就像我一開始說的一樣，我即將走上一段可能有點辛苦的旅程（其實當時說這句話時我已經出發了），當時還不知道這麼辛苦啊！真是有很多時刻都很想吶喊，很負面，可是很多時候又倔強地不肯低頭、不想認輸。
我總覺得自己有義務要做一個榜樣給大家看，讓大家知道就算生這麼嚴重的病，也不可以自怨自艾。

真不知道我當時是哪來的勇氣與自信？？但後來想一想，也許就是這樣子的倔強跟堅持，讓我走到今天，也讓我成功地接受了十八次的治療。
每一次的治療我都記得很清楚，就連治療的日期我都記得一清二楚！

這一年當中也發生好多事，我時時刻刻都在反思自己、在挖掘自己的內心，我也終於找到一個跟自己相處的平衡模式。所以女孩們，你們在糾結什麼？不快樂些什麼？把那些統統拋開吧！現在不流行追求完美，追求內心的平衡才活得更健康、更自在。

我相信在我三十七歲的這一年領悟到這些事情還並不晚。所以如果連我都可以了，姐姐們、妹妹們，你們比我更堅強、比我更勇敢，又何嘗不可以呢？

我相信恐懼來自於未知，所以我會希望平日能夠透過一些簡單的言語，加上口述的過程，幫助大家了解乳癌治療的步驟，讓大家不那麼地恐慌。

或許我做得不夠好，更或許我也做得不夠完善，但我就是希望盡我自己微小的力量，能夠鼓勵跟我一樣生病的癌友們不放棄希望！而當我收到大家的回饋與鼓勵，我真的是非常開心的，很謝謝你們沒有放棄，也很謝謝我們這一年來的互相鼓勵。

未來我還是會繼續選擇用不同方式鼓勵大家，如果有一天你們需要我，或是有一天你們覺得很挫折、很軟弱的時候，不妨就看看這本書，想想自己最愛的家人，想想當你戰勝了這一切的病痛之後，你也跟我一樣進階成3.0版本的自己，是多麼地勇敢，多麼地厲害！

當你不想變好，沒有人能救得了你！

反之，當你想變好，沒有人能阻擋得了你！

癌症不可怕，可怕的是你先放棄了自己！

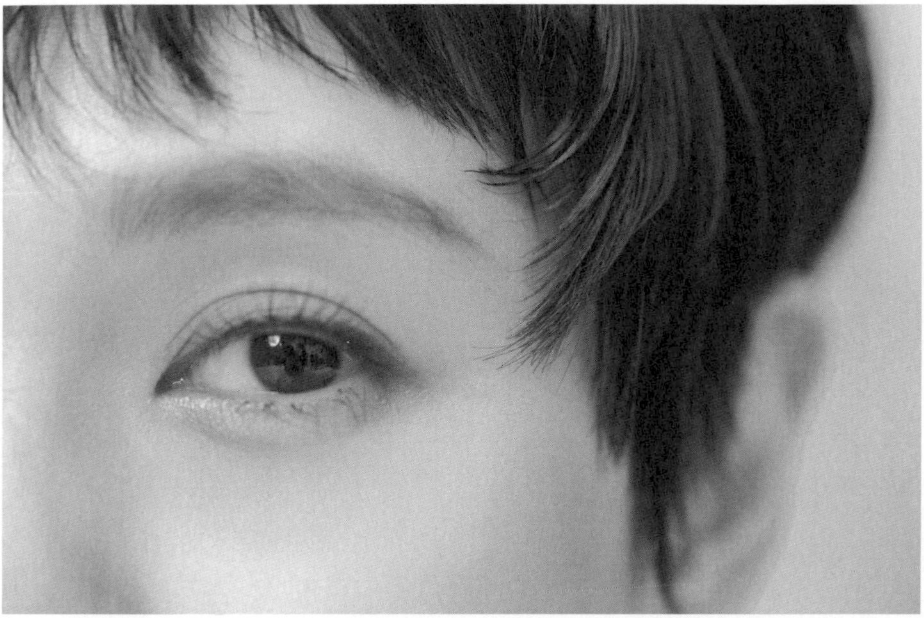

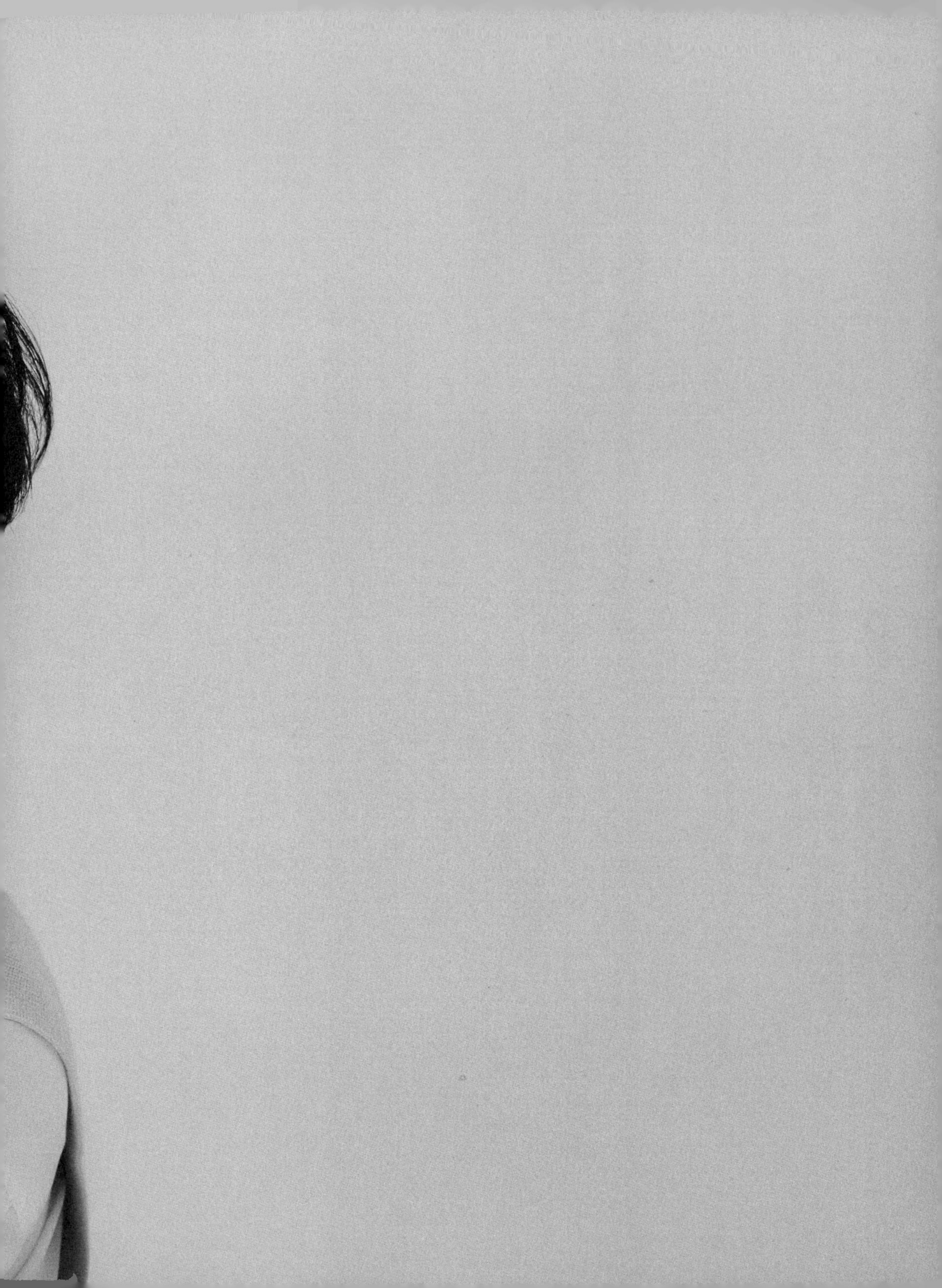

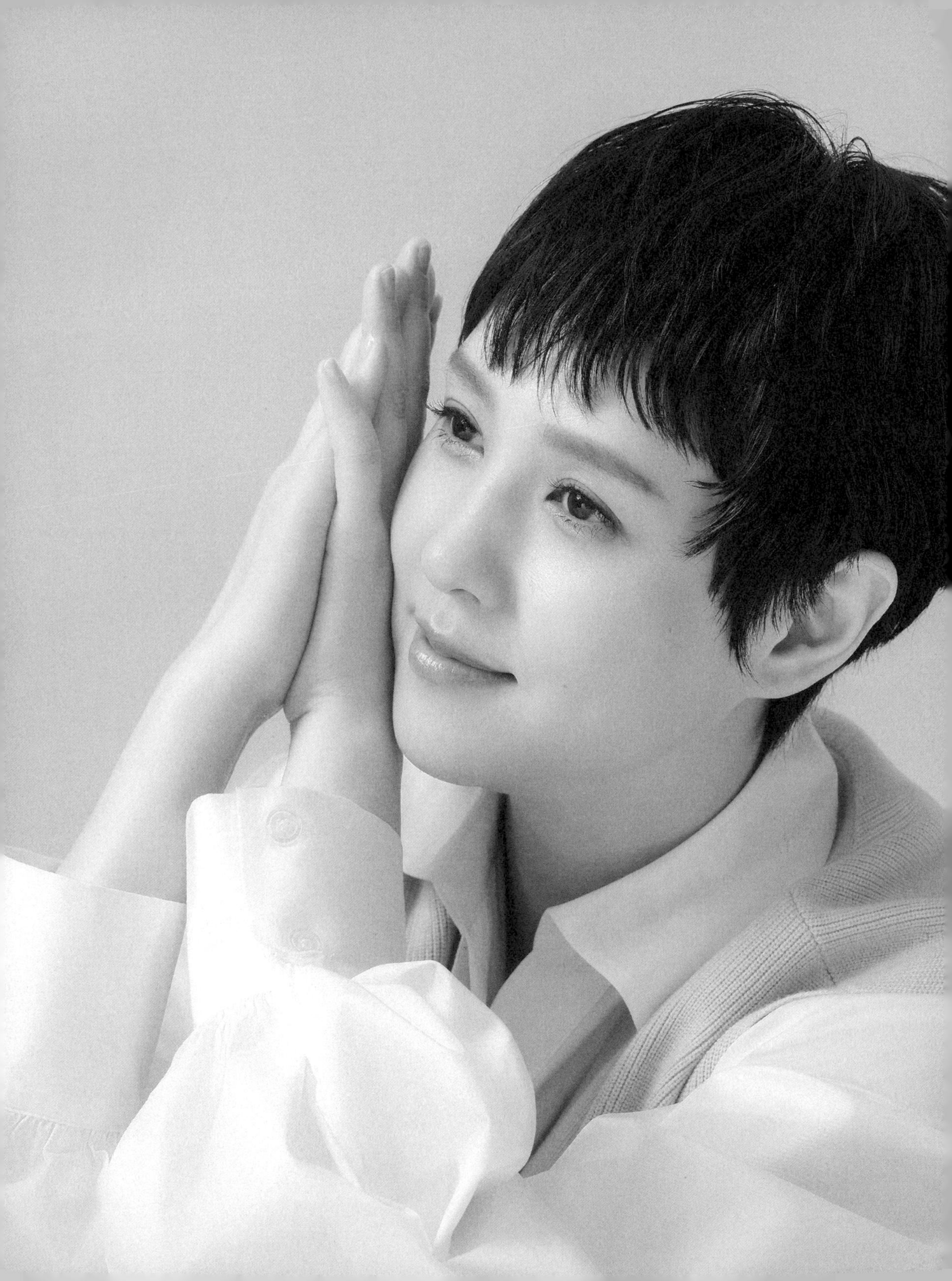

# 保留那個快樂的自己

Life 005


作　　者　朱芯儀
裝幀設計　犬良品牌設計
執行編輯　賀郁文
校　　對　李映青、林芝
攝　　影　蘇益良
化　　妝　Jimmy Wu（Backstage）
造　　型　邱美寧
髮　　型　Edmund Lin（Zoom Hairstyling）
行銷企畫　呂嘉羽
總 編 輯　賀郁文

出版發行　重版文化整合事業股份有限公司
臉書專頁　www.facebook.com/readdpublishing
連絡信箱　service@readdpublishing.com

總 經 銷　聯合發行股份有限公司
地　　址　新北市新店區寶橋路 235 巷 6 弄 6 號 2 樓
電　　話　(02)2917-8022
傳　　真　(02)2915-6275

法律顧問　李柏洋
印　　製　中茂分色製版印刷事業股份有限公司
裝　　訂　同一書籍裝訂股份有限公司

一版一刷　2023 年 05 月
定　　價　新台幣 380 元

國家圖書館出版品預行編目（CIP）資料

保留那個快樂的自己 / 朱芯儀作 . -- 一版 . --
[ 臺北市 ] : 重版文化整合事業股份有限公司 ,
2023.05
　面 ;　公分 . -- (Life ; 5)
ISBN 978-626-96846-6-3( 平裝 )

1.CST: 乳癌 2.CST: 病人 3.CST: 通俗作品

416.2352　　112006746